生理学
きほんノート

沖縄県立看護大学大学院 前教授
安谷屋 均 著

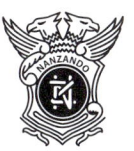

南山堂

序

　生理学は人体のはたらき（機能）を学ぶうえで，もっとも基本となる教科です．多くのことを，生理学で学びますが，これだけはおさえておきたい必要事項や，重要なポイントなどを整理した問題集ができないかと考えました．

　問題形式を工夫し，初めて生理学を学ぶ学生はもちろん，すでに学んだ学生にも復習としても自分のノートとして役立てられるようにしました．

　本書は，各章「おさえておきたい」問題と「まとめ」問題の2部で構成しています．「おさえておきたい」問題には，選択問題と1問1答式で50問あります．選択問題は3択で効率よく問題が解けるように工夫しました．また，1問1答の問題は，生理学を学ぶに当たって必ず覚えてほしい用語を多く集めました．これらの問題を繰り返し解く事で，生理学の基礎知識は確実に身に付くことでしょう．「まとめ」問題は，少しレベルを上げた文章の穴埋め式で，各項目をまとめた形で構成しています．問題を解くと同時に，その内容をまとめることができるようにしてあります．

　解答・解説編はできるだけ簡潔にすることを心がけました．選択問題では，誤っている選択肢は正しい答えがすぐに分かるように，関連する事柄を記載しました．また，別冊で切り離して使えます．

　本書を活用することにより，普段の授業の予習・復習などの学習，授業で理解できない項目や疑問などの克服，試験勉強の対策などを確実にし，将来，各種医療系の国家試験を合格されることを願っています．

2012年1月

安谷屋　均

contents

問題もくじ

- **1章** 細胞と組織・体液と電解質 …………… 1
- **2章** 血液と組織液 …………… 13
- **3章** 循環器系 …………… 27
- **4章** 呼吸器系 …………… 39
- **5章** 消化器系 …………… 51
- **6章** 体温・代謝 …………… 63
- **7章** 泌尿器系 …………… 77
- **8章** 生殖器系 …………… 85
- **9章** 内分泌腺 …………… 95
- **10章** 筋 …………… 109
- **11章** 神経系 …………… 119
- **12章** 感覚器系 …………… 135

別冊【解答・解説編もくじ】

- **1章** 細胞と組織・体液と電解質 …………… 1
- **2章** 血液と組織液 …………… 3
- **3章** 循環器系 …………… 7
- **4章** 呼吸器系 …………… 9
- **5章** 消化器系 …………… 12
- **6章** 体温・代謝 …………… 15
- **7章** 泌尿器系 …………… 18
- **8章** 生殖器系 …………… 20
- **9章** 内分泌腺 …………… 22
- **10章** 筋 …………… 25
- **11章** 神経系 …………… 28
- **12章** 感覚器系 …………… 31

第1章 細胞と組織・体液と電解質

＊おさえておきたい 細胞と組織・体液と電解質

Memo

問1 ヒト細胞について正しいのはどれか

( ) 1. 細胞壁がある
( ) 2. 原核細胞である
( ) 3. 色素体はない

問2 細胞膜について誤っているのはどれか

( ) 1. 全透膜である
( ) 2. リン脂質二重層を形成する
( ) 3. 膜受容体はタンパク質からなる

問3 核膜で包まれた核やミトコンドリアなどをもつ細胞を何というか

(　　　　　　　　　　　)

問4 特定の物質を通す選択的透過性をもつ膜を何というか

(　　　　　　　　　　　)

問5 正しいのはどれか

( ) 1. 受動輸送はエネルギーを必要とする
( ) 2. 能動輸送は拡散により行われる
( ) 3. 小腸での栄養素の吸収は能動輸送により行われる

問6 細胞膜が濃度勾配に逆らい，エネルギーを使って物質を運搬することを何というか

(　　　　　　　　　　　)

問7 浸透圧について正しいのはどれか

( ) 1. 体液と等しい浸透圧をもつ溶液を等張液という
( ) 2. モル濃度と絶対温度に反比例する
( ) 3. 水は浸透圧の高い液から低い液に移動する

第1章 細胞と組織・体液と電解質

問8 正しいのはどれか

( ) 1. 細胞膜の両側にイオンの濃度差があると電位が生じる
( ) 2. 細胞膜にあるNa$^+$-K$^+$ポンプにより細胞内はNa濃度が高い
( ) 3. Na$^+$-K$^+$ポンプにより3分子のNaと2分子のKが細胞外を移動する

問9 核について誤っているのはどれか

( ) 1. 核膜，核質および核小体からなる
( ) 2. 機能はDNAの複製とRNAの合成である
( ) 3. 核小体には遺伝子の本体となる核酸(DNA)が含まれている

問10 体液と等しい浸透圧をもつ溶液を何というか

(　　　　　　　　　　　　　)

問11 細胞膜の両側にイオンの濃度差が生じるのは何のはたらきによるか

(　　　　　　　　　　　　　)

問12 細胞内小器官について正しいのはどれか

( ) 1. ゴルジ装置は分泌細胞に多くみられる
( ) 2. リボソームは加水分解酵素を含み，食作用によって取り込んだ物質を分解する
( ) 3. リソソームはタンパク合成部分である

問13 細胞内でDNAの複製とRNAの合成を行う部分はどこか

(　　　　　　　　　　　　　)

問14 細胞内で合成された物質が貯えられ，分泌顆粒として放出される部分はどこか

(　　　　　　　　　　　　　)

問15 細胞内でタンパク合成を行う部分はどこか

(　　　　　　　　　　　　　)

＊おさえておきたい細胞と組織・体液と電解質

問16 細胞の受容体について誤っているのはどれか

( ) 1. 受容体に特異的に結合する情報伝達物質をリガンドという
( ) 2. 受容体には細胞内受容体がある
( ) 3. Gタンパク質は受容体である

> Gタンパク質はGTP-結合タンパク質ともいう．

問17 正しいのはどれか

( ) 1. イオンチャネルと受容体は無関係である
( ) 2. cAMPやcGMPは第2メッセンジャーと呼ばれている
( ) 3. アデニール酸シクラーゼはGタンパク質を活性化する

問18 加水分解酵素を含み，食作用によって取り込んだ物質を分解する部分はどこか

(　　　　　　　　　　　　　)

問19 誤っているのはどれか

( ) 1. DNAとRNAはともにヌクレオチドである
( ) 2. DNAの遺伝情報は塩基にある
( ) 3. RNAは二重ラセン構造である

問20 正しいのはどれか

( ) 1. RNAは細胞核内と細胞質内の双方にある
( ) 2. 細胞分裂の際にRNAが複製される
( ) 3. DNAの塩基配列によりmRNAの塩基配列が決まることを翻訳という

問21 正しいのはどれか

( ) 1. ヒトの染色体には常染色体が40本，性染色体が2本ある
( ) 2. 生殖細胞は体細胞分裂により増える
( ) 3. 神経細胞は生後増殖することはない

第1章 細胞と組織・体液と電解質

問22 受容体に特異的に結合する情報伝達物質を何というか
（　　　　　　　　　　　）

問23 Gタンパク質を活性化するものは何か
（　　　　　　　　　　　）

問24 細胞分裂について誤っているのはどれか
（　）1. 間期と分裂期（M期）を繰り返すが，間期の方が長い
（　）2. 間期はDNA合成準備期，合成期，分裂準備期の順で行われる
（　）3. 染色体の数を調べるのは分裂期の終期が適している

問25 遺伝子の情報はどこにあるか
（　　　　　　　　　　　）

問26 誤っているのはどれか
（　）1. 細胞の染色体に含まれる遺伝情報の全体をゲノムという
（　）2. 万能細胞にはES(Embryonic stem cell)細胞とiPS(induced pluripotent stem cell)細胞がある
（　）3. iPS細胞は受精卵からつくられる

問27 体液を調節するホルモンはどれか
（　）1. バソプレッシン
（　）2. コルチゾン
（　）3. グルカゴン

問28 体液量について正しいのはどれか
（　）1. 水分の摂取量と排出量が同じであれば体液量は変わらない
（　）2. 水分の排出量で最も多いのは不感蒸散である
（　）3. 水分の摂取量で最も多いのは食物である

問29 生殖細胞は何という分裂により増えるか
（　　　　　　　　　　　）

おさえておきたい細胞と組織・体液と電解質

問30 DNAの塩基配列によりmRNAの塩基配列が決まることを何というか

（　　　　　　　　　　　）

問31 浮腫が生じるのはどれか

（　）1．膠質浸透圧が低下したとき
（　）2．静脈圧が低下したとき
（　）3．リンパ圧が低下したとき

問32 細胞分裂で繰り返されるのは分裂期（M期）と何期か

（　　　　　　　　　　　）

問33 細胞の染色体に含まれる遺伝情報の全体を何というか

（　　　　　　　　　　　）

問34 脱水について正しいのはどれか

（　）1．水分の摂取量＞排出量のとき起きる
（　）2．高張性脱水時は血漿中Na濃度が低下する
（　）3．低張性脱水時は血漿タンパクやヘマトクリット値の上昇が認められる

問35 正しいのはどれか

（　）1．細胞外にはKイオン（K^+），細胞内にはNaイオン（Na^+）が多く分布する
（　）2．K^+やNa^+などは浸透圧調節に重要な役割を果たす
（　）3．Caイオン（Ca^{2+}）は細胞内の方が細胞外より多い

問36 万能細胞で細胞に遺伝子や化合物が加わってつくられる細胞を何というか

（　　　　　　　　　　　）

問37 Mgイオンについて誤っているのはどれか

（　）1．筋組織に多く存在する
（　）2．Ca^{2+}に拮抗する作用がある
（　）3．筋・神経系の興奮性の調節に重要である

第1章 細胞と組織・体液と電解質

問 38 体液は体重の何%を占めるか

（　　　　　　　　　　　）

問 39 細胞外液は血漿，リンパ液ともう1つは何か

（　　　　　　　　　　　）

問 40 誤っているのはどれか

（　）1. 体液のpHは中性である
（　）2. pHが酸に極端に傾くと，体内の様々な酵素反応が低下する
（　）3. ヘンダーソン-ハッセルバルヒによるpHの式は重炭酸・炭酸緩衝系により算出される

問 41 pHの調節に直接関係のないものはどれか

（　）1. 中枢神経系　（　）2. 血液　（　）3. 腎臓

問 42 皮膚（汗など）や気道から拡散で失われる水分を何というか

（　　　　　　　　　　　）

問 43 水分の摂取量が排出量より低下すると何が起きるか

（　　　　　　　　　　　）

問 44 誤っているのはどれか

（　）1. 急激な運動により血中pHは酸性側に傾くことがある
（　）2. 呼吸が促進されると血中pHはアルカリ性側に傾くことがある
（　）3. 胃液の分泌が過剰になると血中pHはアルカリ性側に傾くことがある

問 45 正しいのはどれか

（　）1. 血中CO_2分圧（P_{CO_2}）増加によりアシドーシスとなる
（　）2. 血中HCO_3^-減少によりアルカローシスとなる
（　）3. 血中P_{CO_2}減少とHCO_3^-増加によりアシドーシスとなる

*おさえておきたい細胞と組織・体液と電解質

問46 体液のpHを調節しているのは肺, 腎臓ともう1つは何か

（　　　　　　　　　）

問47 誤っているのはどれか

（　）1. 筋肉運動により乳酸が過剰になると, 代謝性アシドーシスとなる

（　）2. 嘔吐が強く起きると, 胃液中の塩素が減少し代謝性アシドーシスとなる

（　）3. Na^+を多量に含む腸液の下痢は, 代謝性アシドーシスとなる

問48 血中pHが酸性側に強く傾くことを何というか

（　　　　　　　　　）

問49 正しいのはどれか

（　）1. 呼吸不全により血中CO_2が増加すると, 呼吸性アルカローシスとなる

（　）2. 呼吸性アシドーシスは血中HCO_3^-とCO_2の減少が認められる

（　）3. 過換気により多量のCO_2が血中から排出されると, 呼吸性アルカローシスとなる

問50 糖尿病により血中ケトン体が増加すると何が起きるか

（　　　　　　　　　）

細胞と組織・体液と電解質のまとめ

問1 細胞の構造について

生物は①＿＿＿＿＿と②＿＿＿＿＿に大別できる．①＿＿＿＿＿は核膜で包まれた核をもたない細胞からなる．②＿＿＿＿＿は核膜で包まれた核をもつ細胞からなり，ミトコンドリアやゴルジ体などをもち，ヒトなどの高等生物がこれに属する．ヒト細胞は細胞膜，核，③＿＿＿＿＿の3つの部分からなる．ヒト細胞で最も長いのは④＿＿＿＿＿神経で約1mある．

問2 細胞膜について

細胞膜は厚さ10nmの薄い①＿＿＿＿＿で覆われている．膜はリン脂質などの脂質分子の②＿＿＿＿＿層と脂質分子の間に埋め込まれた③＿＿＿＿＿分子からなる．③＿＿＿＿＿分子はイオンチャネルや受容体などの機能を果たす．細胞膜は半透膜からできていて特定の物質を選択的に出し入れする④＿＿＿＿＿をもつ．

問3 細胞と浸透圧について

細胞膜は半透膜なので細胞内外液に濃度差があると水（溶媒）は①＿＿＿＿＿により膜を通して低濃度から高濃度へ移動する．この水を引き込む力を②＿＿＿＿＿といい，溶質濃度に比例し，溶質濃度が高いほど②＿＿＿＿＿は大きい．細胞外液を③＿＿＿＿＿液にすると，水は④＿＿＿＿＿から⑤＿＿＿＿＿へ移動する．外液を⑥＿＿＿＿＿液にすると水の出入りはなく，⑦＿＿＿＿＿液にすると，水は⑤＿＿＿＿＿から④＿＿＿＿＿に移動する．

問4 物質の移動について

物質の輸送には2つあり，濃度勾配に逆らって移動する①＿＿＿＿＿はエネルギーを必要とし，$Na^+ - K^+$ポンプ，小腸での栄養素の吸収などがその代表例である．もう1つは濃度勾配に従って移動する②＿＿＿＿＿で，エネルギーを必要としない．②＿＿＿＿＿にはさらに③＿＿＿＿＿，濾過，浸透がある．O_2，CO_2，脂溶性ビタミンなどの物質は③＿＿＿＿＿により移動している．

*細胞と組織・体液と電解質のまとめ

問5　Na⁺－K⁺(ナトリウム－カリウム)ポンプについて

Na⁺－K⁺ポンプはからだのすべての細胞に存在し，①＿＿＿＿＿輸送の代表例である．一般に，細胞膜を挟んで，細胞外に②＿＿＿＿＿が多く，細胞内に③＿＿＿＿＿が多い．これはNa⁺－K⁺－ATP分解酵素によりATPを分解し，そのエネルギーを使い，3分子の②＿＿＿＿＿を細胞外に，2分子の③＿＿＿＿＿を細胞内に移動させる．その結果細胞内外にイオンの濃度差により電位差を生じ，これを④＿＿＿＿＿といい，細胞内はマイナス電位，細胞外はプラス電位となり，これを⑤＿＿＿＿＿という．神経や心筋などの興奮性膜が興奮を起こすとき，このポンプは一時的に止まり細胞内へ②＿＿＿＿＿が入り，⑥＿＿＿＿＿を生じ，細胞内はプラス電位となる．

問6　細胞膜受容体について

細胞膜受容体には①＿＿＿＿＿受容体，②＿＿＿＿＿受容体，③＿＿＿＿＿または触媒型受容体がある．受容体と特異的に結合する情報伝達物質を④＿＿＿＿＿と呼ぶ．①＿＿＿＿＿受容体は，④＿＿＿＿＿と結合しイオンチャネルが開いてイオンを通過させる．②＿＿＿＿＿受容体は細胞膜に7ヵ所あるので，7回膜貫通する．④＿＿＿＿＿と結合するとGタンパク質が活性化され一連の反応が細胞内で起きる．③＿＿＿＿＿または触媒型受容体は，1回膜貫通するタンパク質で，④＿＿＿＿＿と結合すると特定のタンパク質がリン酸化され一連の生理反応が起きる．

問7　核内受容体について

ステロイドホルモンや甲状腺ホルモンは，細胞膜を貫通し①＿＿＿＿＿にある受容体と結合する．それにより②＿＿＿＿＿因子が活性化し，反応に必要な③＿＿＿＿＿を生成し，これにより④＿＿＿＿＿を合成し生理活性を行う．

問8　細胞の増殖について

細胞の増殖は細胞分裂により行われ，その分裂には①＿＿＿＿＿と減数分裂がある．①＿＿＿＿＿の過程は②＿＿＿＿＿に始まり，続いて③＿＿＿＿＿が行われ，2個の娘細胞ができる．細胞分裂の時期(M期)と分裂をしていない④＿＿＿＿＿を繰り返し，これを⑤＿＿＿＿＿または分裂周期という．分裂期(M期)は前期・中期・後期・⑥＿＿＿＿＿に分けられる．④＿＿＿＿＿は分裂期より長く，休止期(G_1)，⑦＿＿＿＿＿を複製する時期(S期)，分裂の準備期(G_2)に分けられる．染色体の数や形を調べるのは，相同染色体が赤道面に並ぶ⑧＿＿＿＿＿期が適している．減数分裂は生殖細胞にみられ，連続した2回の分裂を行い，卵子の場合は1個の母細胞から⑨＿＿＿＿＿個の娘細胞，精子の場合は⑩＿＿＿＿＿個の娘細胞ができる．

第1章 細胞と組織・体液と電解質

問9 核・細胞内小器官について

ヒト細胞は細胞膜，核，細胞内小器官から構成されている．核には遺伝情報を担う①＿＿＿＿＿がタンパク質である②＿＿＿＿＿と結合して蓄えられている．核内には③＿＿＿＿＿があり，そこにはRNAが含まれている．細胞内小器官には様々な種類がある．④＿＿＿＿＿はRNAを含むタンパク合成部位である．⑤＿＿＿＿＿またはライソゾームは加水分解酵素を多く含み，食作用を行う．⑥＿＿＿＿＿は呼吸に関する多くの酵素をもち，エネルギー源となるATPを産生する．⑦＿＿＿＿＿は細胞分裂（核分裂）の際，重要なはたらきをしている．⑧＿＿＿＿＿は分泌活動に関係し分泌細胞で発達している．小胞体には④＿＿＿＿＿が付着している粗面小胞体と，付着していない⑨＿＿＿＿＿がある．⑨＿＿＿＿＿は小腸吸収上皮細胞の脂質代謝，肝臓でのグリコーゲン代謝，筋細胞におけるCaの貯蔵と放出などにはたらく．

問10 体液の区分について

体液とはからだ全身の液体成分を示し，体重の約①＿＿＿＿＿％を占める．体液は細胞外液と細胞内液に大別され，細胞外液はさらに②＿＿＿＿＿液，管内細胞外液である血漿，リンパ液，③＿＿＿＿＿液に分けられる．体液量は新生児約④＿＿＿＿＿％，3ヵ月約⑤＿＿＿＿＿％，老人約⑥＿＿＿＿＿％となり，年齢とともに体液量は減少する．

問11 体液のバランスについて

体液の成分は水分が主なので，その量のバランスを保つためには水分摂取量と水分排出量が一定であることが大事である．摂取量で最も多いのは①＿＿＿＿＿で，次いで食物の水分，そして②＿＿＿＿＿である．一方，排出量で最も多いのは③＿＿＿＿＿で，次いで皮膚（汗など）や気道から拡散で失われる④＿＿＿＿＿，そして糞便である．体液量は下垂体から分泌される抗利尿ホルモンまたは⑤＿＿＿＿＿や，副腎皮質から分泌される副腎皮質ホルモンまたは⑥＿＿＿＿＿のホルモンなどが関与する．

問12 電解質について

人体に多く含まれている電解質には陽$^+$イオンとして①＿＿＿＿＿，K^+，②＿＿＿＿＿，Mg^{2+}，陰$^-$イオンとして③＿＿＿＿＿，HPO_4^{2-}，④＿＿＿＿＿などがあり，全電解質の60〜80％を占めている．電解質の主な生理作用は⑤＿＿＿＿＿の維持や体液の浸透圧の維持などがあり，生命活動に重要な役割を果たしている．

＊細胞と組織・体液と電解質のまとめ

問13　体液の循環について

血液は動脈側の血管から組織，①＿＿＿＿＿＿，静脈側の血管へ循環する．①＿＿＿＿＿＿に流れるリンパ液は最終的には②＿＿＿＿＿＿に入る．動脈側の毛細血管では，血圧の方がタンパク質のもつ③＿＿＿＿＿＿より大きいので，血漿の一部が濾過され，④＿＿＿＿＿＿などにより組織にでる．組織にでたものを⑤＿＿＿＿＿＿という．組織では組織圧により一部が透過性のよい①＿＿＿＿＿＿に押し出され，リンパ液となる．また，残りは静脈側の血管に移動するが，それは，静脈側の毛細血管では血圧より③＿＿＿＿＿＿の方が大きいためである．以上の機序により，血液，⑤＿＿＿＿＿＿，リンパ液は，血管，組織間，①＿＿＿＿＿＿を移動する．

問14　体液のpHについて

pHは水素イオン濃度を示し，pH＝7.0は①＿＿＿＿＿＿を示す．血液のpHは約7.4で，それ以下になると②＿＿＿＿＿＿，それ以上になると③＿＿＿＿＿＿になる．pHの値はヘンダーソン・ハッセルバルヒの式 pH＝pK(6.1)＋log(HCO_3^-／H_2CO_3) により算出される．分母H_2CO_3が大きくなったり分子HCO_3^-が小さくなると，pHは④＿＿＿＿＿＿側に傾き，分母H_2CO_3が小さくなったり分子HCO_3^-が大きくなると，⑤＿＿＿＿＿＿側に傾く．pHは⑥＿＿＿＿＿＿，腎臓，血液の緩衝作用により調節されている．

問15　pHの異常について

呼吸器疾患により動脈血Pco_2が増加し，H_2CO_3が増加すると，pHは①＿＿＿＿＿＿に傾き呼吸性②＿＿＿＿＿＿となる．また，過換気により動脈血Pco_2が減少し，H_2CO_3が減少すると，pHは③＿＿＿＿＿＿に傾き呼吸性④＿＿＿＿＿＿となる．嘔吐が強く，胃液中の塩酸が喪失すると血漿中の塩素イオンが減少する．これを補うためHCO_3^-が増加し，pHは③＿＿＿＿＿＿に傾き代謝性④＿＿＿＿＿＿となる．また，糖尿病により血中ケトン体（酸性物質）が増加し，血漿中のHCO_3^-が減少すると，pHは①＿＿＿＿＿＿に傾き代謝性②＿＿＿＿＿＿となる．

pHの変動が大きいと，生体内の酵素反応が低下し，その結果細胞のはたらきが悪くなり，からだ全体の機能がにぶり，病気を悪化させる．

第1章 細胞と組織・体液と電解質

問16 脱水について

脱水には一次性脱水（水欠乏性脱水）と二次性脱水（食塩欠乏性脱水）がある．一次性脱水は①＿＿＿＿＿のみの欠乏で，血液が濃縮され浸透圧が高くなるので②＿＿＿＿＿脱水ともいう．血漿中の③＿＿＿＿＿イオン濃度が上昇し細胞内液が④＿＿＿＿＿するので，口渇感・乏尿などがみられる．二次性脱水は①＿＿＿＿＿のみが補われ③＿＿＿＿＿が補われない状態で，浸透圧が低くなるので⑤＿＿＿＿＿脱水ともいう．血漿タンパクやヘマトクリット値の⑥＿＿＿＿＿が認められる．口渇感などはない．一次性と二次性を合わせたのが混合性脱水で，実際はこの脱水がほとんどである．

問17 浮腫について

浮腫とは①＿＿＿＿＿が過剰に貯留した状態をいう．身体の部位により腹腔内に溜まるものを②＿＿＿＿＿，胸腔内に溜まるものを③＿＿＿＿＿という．局所的な原因としては，①静脈血管圧の④＿＿＿＿＿，②膠質浸透圧の⑤＿＿＿＿＿，③毛細血管の⑥＿＿＿＿＿の亢進，④リンパ管の⑦＿＿＿＿＿などがある．全身的な原因として①心臓疾患，②⑧＿＿＿＿＿血症，③腎臓疾患，④⑨＿＿＿＿＿やアルドステロンなどのホルモン異常などがある．

第2章 血液と組織液

＊おさえておきたい 血液と組織液

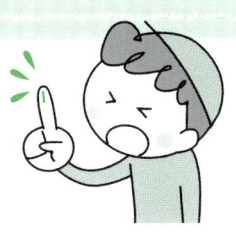

Memo

問1 正しいのはどれか

( ) 1. 血液の量は体重の約8％である
( ) 2. 血液の細胞成分は全血液の約55％である
( ) 3. 血液のpHは約7.0の中性である

問2 血液の成分は液体成分と何に分けられるか

(　　　　　　　　　　　)

問3 血液の色に差が起きるのはなぜか

(　　　　　　　　　　　)

問4 誤っているのはどれか

( ) 1. 動脈血は酸素を多く含む血液である
( ) 2. 血球は骨髄の多能性幹細胞から生成される
( ) 3. 造血作用がある骨髄を黄色骨髄という

問5 成人男子のヘモグロビン量はいくつか

(平均　　　　　　　／mL)

問6 血液中の赤血球数やヘモグロビン量が減少した状態を何というか

(　　　　　　　　　　　)

問7 赤血球について誤っているのはどれか

( ) 1. 核をもたない細胞で円板状をなしている
( ) 2. 数は400万〜500万個／mm³である
( ) 3. 寿命は約60日である

問8 赤血球中のヘモグロビンが細胞外に流出する現象を何というか

(　　　　　　　　　　　)

第2章 血液と組織液

問9 正しいのはどれか

( ) 1. 赤血球の機能は酸素運搬である
( ) 2. 赤血球数は血液中の酸素が不足すると減少する
( ) 3. 赤血球が生成されるときに必要なのはビタミンAである

問10 ヘモグロビンに含まれているヘムが鉄を遊離すると何に変化するか

(　　　　　　　　　　　　　　　　)

問11 正しいのはどれか

( ) 1. ヘモグロビンは糖とタンパクから構成されている
( ) 2. ヘモグロビンは赤血球中に約1／3含まれている
( ) 3. 1gのヘモグロビンは3.34mLの酸素と結合できる

> ヘモグロビン(Hemoglobin)は，Hbとも表す．

問12 正しいのはどれか

( ) 1. 網状赤血球は正常ではみられない
( ) 2. 赤血球を低張食塩液に入れると縮小する
( ) 3. エリスロポイエチンは赤血球数を増加させる

問13 ヘマトクリットについて誤っているのはどれか

( ) 1. 血液全体で赤血球が占める割合をいう
( ) 2. 基準値は成人男性で平均45%である
( ) 3. ヘマトクリット値が上昇すると血液の粘度性は低くなる

問14 腸肝循環とはどのような経路をいうか

( ) 1. ビリルビンが小腸から肝臓を循環する経路をいう
( ) 2. ヘモグロビンが小腸から肝臓を循環する経路をいう
( ) 3. ウロビリンが小腸から肝臓を循環する経路をいう

*おさえておきたい血液と組織液

問15 白血球について誤っているのはどれか
( ) 1. 顆粒白血球で最も数が多いのは好中球である
( ) 2. 白血球の生成を促進するホルモンにコロニー刺激因子がある
( ) 3. リンパ球は核をもたない白血球である

問16 正しいのはどれか
( ) 1. 好中球の貪食作用は単球に比べ強い
( ) 2. 好酸球はアレルギー反応を抑制する作用がある
( ) 3. 好塩基球は組織にでて，マクロファージとしてはたらく

問17 異物を認識して不活性化または除去し，人体を守るはたらきを何というか
(   )

問18 貪食作用が旺盛な顆粒球は何か
(   )

問19 マクロファージとも呼ばれ，菌や膿なども貪食する無顆粒球は何か
(   )

問20 単球の特徴はどれか
( ) 1. 顆粒球の4%を占める
( ) 2. 細胞内にヒスタミンを含んでいる
( ) 3. 抗原提示細胞としてはたらく

問21 細胞内にヘパリンを含み血管内凝固抑制作用を行う顆粒球は何か
(   )

問22 炎症などによるアレルギー反応を抑制する顆粒球は何か
(   )

第2章 血液と組織液

問23 正しいのはどれか

( ) 1. Tリンパ球よりBリンパ球の方が少ない
( ) 2. 激しい運動やストレスがあるとBリンパ球が増加する
( ) 3. Bリンパ球とTリンパ球はともに骨髄で成熟した細胞となる

問24 皮膚や粘膜などの分泌物はどの様な生体防御を行うか

(　　　　　　　　　　　　　)

問25 ウイルスに感染した細胞を破壊するリンパ球の一種である細胞を何と呼ぶか

(　　　　　　　　　　　　　)

問26 正しいのはどれか

( ) 1. 皮膚表面はアルカリ性であることから，異物や微生物などの侵入を防御している
( ) 2. ナチュラルキラー細胞（NK細胞）は，がん細胞などを破壊する作用がある
( ) 3. インターフェロンは，細菌がほかの細胞で増殖するのを阻害する作用をもつ

問27 ウイルスに感染した細胞や，特定の免疫細胞によって産生されるタンパク質を何というか

(　　　　　　　　　　　　　)

問28 誤っているのはどれか

( ) 1. リンホカインはリンパ球の機能を促進する
( ) 2. サイトカインはマクロファージの機能を促進する
( ) 3. インターロイキンはリンパ球やマクロファージなどの機能を抑制する

問29 免疫反応を媒介する血中タンパク質の一群で，抗体のはたらきを助け，細菌などを破壊することを何というか

(　　　　　　　　　　　　　)

* おさえておきたい血液と組織液

問 30 正しいのはどれか

( ) 1. Tリンパ球は液性免疫としてはたらく
( ) 2. リンパ球はすべての病原菌に対し反応する
( ) 3. Bリンパ球は形質細胞（プラズマ細胞）となる

問 31 アナフィラキシーはどれか

( ) 1. Ⅰ型アレルギー
( ) 2. Ⅱ型アレルギー
( ) 3. Ⅲ型アレルギー

問 32 細菌に抗体が付着すると好中球などによる食作用が貪食しやすくなる作用を何というか

(　　　　　　　　　　)

問 33 誤っているのはどれか

( ) 1. リンパ節にはリンパ球による抗体産生とマクロファージによる食菌作用などがある
( ) 2. 脾臓はγ-グロブリンを産生し，抗菌・抗異物作用を行う
( ) 3. 胸腺内には未熟な胸腺細胞があり，この細胞は分化して成熟したB細胞となる

問 34 血中に最も多く，胎盤を通過する免疫グロブリンは何か

(　　　　　　　　　　)

問 35 血小板について正しいのはどれか

( ) 1. 骨髄の巨核細胞から生成され，核をもつ細胞である
( ) 2. 数は男性の方が女性より多い
( ) 3. 機能は血液凝固作用である

問 36 唾液・涙液・腸液などに分泌され，母乳にも含まれている免疫グロブリンは何か

(　　　　　　　　　　)

第2章 血液と組織液

問37 正しいのはどれか

( ) 1. 血漿の50%は水分である
( ) 2. 血漿には酸塩基平衡を調節する重炭酸塩が含まれている
( ) 3. 血漿タンパク質で量が最も多いのはグロブリンである

問38 肥満細胞や好塩基球に結合し、アレルギー反応の誘発に関与する免疫グロブリンは何か

(   )

問39 血漿タンパク質について正しいのはどれか

( ) 1. グロブリンは膠質浸透圧に最も重要なタンパク質である
( ) 2. アルブミンは抗体産生に関与しているタンパク質である
( ) 3. フィブリノゲンは血液凝固に関与しているタンパク質である

問40 白血球の抗原を何というか

(   )

問41 抗体を生成する血漿タンパク質は何か

(   )

問42 正しいのはどれか

( ) 1. 血液凝固はトロンビンがフィブリノゲンに作用することから始まる
( ) 2. 赤色血栓の方が白色血栓より先に行われる
( ) 3. 止血しても血管内に血栓ができないのは、プラスミンの作用があるためである

問43 膠質浸透圧に関与する血漿タンパク質は何か

(   )

＊おさえておきたい血液と組織液

問44 正しいのはどれか

( ) 1. 血液凝固因子であるプロトロンビンはビタミンEにより活性化される
( ) 2. 血液凝固過程に必要なイオンはCa⁺である
( ) 3. 血友病Aは第Ⅸ因子であるクリスマス因子の欠乏により発症する

問45 血漿と血清の違いは何か

(　　　　　　　　　　　　　　)

問46 プラスミンの作用について正しいのはどれか

( ) 1. プロトロンビンに作用する
( ) 2. トロンビンに作用する
( ) 3. フィブリンに作用する

問47 正しいのはどれか

( ) 1. 出血時間の基準値は5分である
( ) 2. 血液凝固時間の基準値は8分である
( ) 3. プロトロンビン時間(prothrombin time＝PT)の基準値は30秒である

問48 血液凝固に必要なのは血漿成分と何か

(　　　　　　　　　　　　　　)

問49 プラスミンがフィブリンを溶かすことを何というか

(　　　　　　　　　　　　　　)

問50 誤っているのはどれか

( ) 1. 血液型ABO式において，赤血球に抗原物質がある
( ) 2. O型とAB型の両親から生まれる子の血液型はA型またはB型である
( ) 3. Rh(＋)の両親からRh(－)の子が生まれる可能性はない

第2章 血液と組織液

✽ 血液と組織液のまとめ

問1　血液の一般的なはたらきについて

血液の一般的なはたらきには酸素や栄養素の①＿＿＿＿＿作用，細菌やウイルスから身を守る②＿＿＿＿＿作用，血液凝固などの③＿＿＿＿＿作用，発汗による④＿＿＿＿＿維持，酸・塩基平衡の維持，尿を排泄することによる⑤＿＿＿＿＿の維持などがある．

問2　血液の性質について

血液は体液であり，その量は体重の約①＿＿＿＿＿％を占める．血液の成分を観察するには血液にヘパリンなどの②＿＿＿＿＿を加えて試験管に入れる．その結果，血液は3層に分離し，上層は③＿＿＿＿＿の液体成分，中間層は④＿＿＿＿＿や⑤＿＿＿＿＿，下層は⑥＿＿＿＿＿などの血球成分になる．液体成分は血液全体の約⑦＿＿＿＿＿％，血球成分は約⑧＿＿＿＿＿％を占める．血液には動脈血と静脈血があり，この色の差は⑨＿＿＿＿＿の違いによって生じる．動脈血と静脈血の量には差があり，⑩＿＿＿＿＿脈血の方が多い．血液のpHは⑪＿＿＿＿＿±0.05の弱アルカリ性を示す．

問3　赤血球について

赤血球は①＿＿＿＿＿をもたない円板状の細胞で，その中央が凹状で血管によりくの字に変形する特徴がある．赤血球数は男性平均約②＿＿＿＿＿万個／mm³，女性は平均約③＿＿＿＿＿万個／mm³である．赤血球の主なはたらきは④＿＿＿＿＿運搬で，そのほかに⑤＿＿＿＿＿運搬やpH調節を行っている．赤血球の生成は⑥＿＿＿＿＿系幹細胞から分化し，前赤芽球→赤芽球→脱核→⑦＿＿＿＿＿を経て血中に成熟赤血球としてでる．その過程にはビタミンB₁₂や⑧＿＿＿＿＿などのビタミンや腎臓から分泌される⑨＿＿＿＿＿などが必要である．循環血液中の赤血球の寿命は約⑩＿＿＿＿＿日ぐらいで肝臓の⑪＿＿＿＿＿細胞や脾臓の細網内皮系細胞⑫＿＿＿＿＿により破壊される．

* 血液と組織液のまとめ

問4 腸肝循環について

寿命により肝臓で赤血球が破壊されると，放出されたヘモグロビンは酵素により①_____と②_____に分解され，①_____は再利用される．②_____は鉄を離し③_____ビリルビンとなり，鉄は肝臓で貯蔵される．血液中にでた③_____ビリルビンは肝臓で④_____酸抱合を受け，⑤_____ビリルビンとなる．⑤_____ビリルビンの一部は小腸に排泄され，腸内細菌により⑥_____となる．⑥_____の一部は肝臓に入りビリルビンとなる．これをビリルビンの腸肝循環という．残る⑥_____はステコルビンとして便に，ウロビリンとして尿に排泄される．

問5 赤血球と浸透圧の関係について

赤血球を浸透圧の高い①_____液に入れると，赤血球から水がでて萎縮する．浸透圧の低い②_____液に入れると，赤血球内に水が入り込み，その後破壊される．これを③_____という．一方，同じ浸透圧である④_____液の中では赤血球は変化することはない．この液は⑤_____%の食塩液で⑥_____と呼ばれている．また，この溶液にさらにKClとCaCl₂を加えたものが⑦_____液と呼ばれている．

問6 ヘモグロビンについて

ヘモグロビンは①_____の中に34%含まれている．ヘモグロビンの基準値は，成人男性は約②_____〜18g／dL，女性は約③_____〜16g／dLである．ヘモグロビンは④_____という4分子の鉄を含む色素6%と⑤_____という1分子のタンパク質94%からなる複合体であり，酸素はヘモグロビンの中の⑥_____と結合する．肺から得た酸素はヘモグロビンと結合すると⑦_____ヘモグロビンとなり，鮮紅色を呈する⑧_____血として心臓へ運ばれる．そして酸素を組織に供給した後は，⑨_____ヘモグロビンとなり，暗赤色を呈する⑩_____血として心臓へ戻る．100mL中の血液では，20.1mL（1.34mL×15g／dL（Hb量））の酸素を運搬することができる．

問7 ヘマトクリットについて

ヘマトクリット（Hematocrit＝Ht）は血液全体で①_____が占める割合をいう．ただし，全血球で②_____がほとんどを占めるので②_____の割合と考えてもよい．基準値は成人男性で約③_____%，女性で約④_____%である．Ht値は⑤_____の評価に役立っている．Ht値の上昇は血液粘度性を高めるため血液循環を悪化させ，その結果⑥_____を引き起こすことが知られている．

第2章 血液と組織液

問8 ヘモグロビンと血糖について

ヘモグロビンは血糖と密接な関係にある．高血糖状態が長期間続くと，血管内の余分なブドウ糖は①_____中にあるヘモグロビンと結合する．これを②_____(HbA)という．この②_____には何種類かあり，糖尿病と密接な関係を有するものがHbA₁cである．高血糖であれば，ヘモグロビンとブドウ糖の結合も多くなり，その結果HbA₁cも増えていく．HbA₁cの値は①_____の寿命の半分に反映されるので，1～2カ月以前(約60日以前)からの状態を推定できる．HbA₁cの基準値は4.3～5.8％で，③_____％以上は糖尿病と診断される．

問9 白血球の一般的な性質について

白血球は①_____をもつ細胞で，その数の基準値は男女同数の平均約②_____個／mm³である．白血球の種類を大別すると顆粒球と無顆粒球がある．顆粒球には③_____・④_____・⑤_____があり，無顆粒球には⑥_____とリンパ球がある．白血球全体で最も数が多いのは③_____，最も少ないのは⑤_____である．⑥_____は組織にでるとマクロファージとしてはたらき，リンパ球は2種類ある．顆粒球は⑦_____に由来する骨髄芽球から産生され，リンパ球は⑦_____に由来するリンパ系幹細胞から産生され，肝臓や脾臓で破壊される．

問10 白血球のはたらきについて

好中球は①_____や貪食作用が旺盛で，初期感染時に出現し，②_____運動により菌を取り入れ，③_____という加水分解酵素により菌を殺菌し消化(貪食作用)する．その運動は単球より④_____．また，作用後の好中球が機能を失い，それが死骸として現れたのが⑤_____である．好酸球は炎症による肥満細胞や好塩基球からの⑥_____の産生を抑え，⑦_____反応を抑制する．好塩基球は細胞内にヘパリンを含んでいるので血管内⑧_____抑制作用を行う．単球は好中球より①_____が強く，組織にでると，⑨_____とも呼ばれ菌や変性した好中球も貪食する．抗原と接触すると，その情報をリンパ球に伝達する⑩_____としてはたらく．リンパ球には⑪_____由来のTリンパ球と⑫_____由来のBリンパ球がある．Tリンパ球はBリンパ球に比べ数は⑬_____．リンパ球はウイルスに対し免疫機能作用があり，特にTリンパ球は⑭_____性免疫，Bリンパ球は⑮_____性免疫としてはたらき，抗体を産生するのは⑯_____である．

＊血液と組織液のまとめ

問11　生体防御機構について

異物を認識して不活性化または除去し，人体を守るはたらきを①＿＿＿＿＿という．すなわち，一度感染症に罹患すると，その感染症に対し②＿＿＿＿＿をもつことである．体内に入り異物として認識される病原体を③＿＿＿＿＿といい，③＿＿＿＿＿に対しリンパ球が産生し血中に放出する物質を④＿＿＿＿＿という．生体にはこのように細菌やウイルスなどに対し防御する機能が備わっており，常に⑤＿＿＿＿＿を維持している．その生体防御機構には非特異的生体防御機構と特異的生体防御機構がある．

問12　アレルギーを分類し，それに関与する抗体について

アレルギーを大別すると，①＿＿＿＿＿型アレルギーと②＿＿＿＿＿型アレルギーがある．さらに前者にはⅠ～Ⅴ型アレルギー，後者にはⅣ型アレルギーがある．食物アレルギーなどのⅠ型アレルギーまたは③＿＿＿＿＿型の抗体は④＿＿＿＿＿とIgG，輸血不適合などのⅡ型アレルギーまたは⑤＿＿＿＿＿型の抗体は⑥＿＿＿＿＿とIgM，膠原病などのⅢ型アレルギーまたは⑦＿＿＿＿＿型の抗体はIgGと⑧＿＿＿＿＿，重症筋無力症などのⅤ型アレルギーの抗体は⑧＿＿＿＿＿などがそれぞれ主役となっている．ツベルクリン反応などのⅣ型アレルギーはとくに抗体はない．

問13　血小板について

血小板は①＿＿＿＿＿をもたない細胞で，その数は男女同数の平均約②＿＿＿＿＿万個／mm³である．血小板の主なはたらきは③＿＿＿＿＿作用で，その作用には血小板内にある④＿＿＿＿＿因子がはたらく．血小板は骨髄内の巨核球から産生され，寿命は赤血球より短く，肝臓や⑤＿＿＿＿＿で破壊される．

問14　血漿の成分について

血漿は血液の①＿＿＿＿＿成分で，血液全体の約②＿＿＿＿＿％を占める．血漿成分のほとんどは③＿＿＿＿＿で，比重は血液より小さく平均で約1.030である．血漿中に含まれるタンパク質は，その機能から膠質浸透圧に関与する④＿＿＿＿＿，免疫やホルモンなどの運搬に関与する⑤＿＿＿＿＿，血液凝固に関与する⑥＿＿＿＿＿などがある．糖質は主に⑦＿＿＿＿＿を表し血糖を表す物質である．脂質には⑧＿＿＿＿＿，⑨＿＿＿＿＿，リン脂質などがある．

第2章 血液と組織液

問15 血液凝固過程について

血液を試験管に入れると，血小板から①＿＿＿＿＿＿＿＿が放出される．続いて①＿＿＿＿＿＿＿＿は血漿中のCaイオンとともにプロトロンビンに作用し，②＿＿＿＿＿＿に変える．そして②＿＿＿＿＿＿は血漿中のフィブリノーゲンに作用し③＿＿＿＿＿＿に変え，第XIII因子やCa⁺が加わり，赤血球や白血球などを包み込み血餅を形成し，血清を分離し凝固は完成する．完成までの時間を血液凝固時間といい，その基準値は5～10分（リー・ホワイト法）である．しかし，数時間後，血漿中にあるプラスミノゲンが酵素により④＿＿＿＿＿＿となり，③＿＿＿＿＿＿を融解し，血餅はなくなる．この現象を⑤＿＿＿＿＿＿という．

問16 止血過程について

血管を切った場合は，血小板（内因性）から①＿＿＿＿＿＿＿＿が生成され，同時に組織（外因性）から①＿＿＿＿＿＿＿＿が生成される．これらが血漿中の②＿＿＿＿とともにプロトロンビンに作用し，③＿＿＿＿＿＿に変える．③＿＿＿＿＿＿は血漿中のフィブリノゲンに作用し④＿＿＿＿＿＿に変え，一時的な止血が終了する．これを⑤＿＿＿＿＿＿または白色血栓という．さらに，④＿＿＿＿＿＿は赤血球や白血球などを包み込みCa⁺や第XIII因子などが加わり血餅となり止血が完了する．これを⑥＿＿＿＿＿＿または赤色血栓という．その後は，血管の修復が行われる．止血が完了するまでの時間を⑦＿＿＿＿＿＿といい，その基準値は1～3分（デューク法）である．

問17 血液凝固の阻止物質について

血液凝固阻止物質は凝固過程や凝固に関与するはたらきを抑制する作用がある．シュウ酸ナトリウムやクエン酸ナトリウムなどは①＿＿＿＿の除去，ヘパリンは②＿＿＿＿＿＿作用，ヒルジンは③＿＿＿＿＿＿作用としてはたらく．硫酸マグネシウムは④＿＿＿＿＿＿の破壊を妨げる作用があり，アスピリンや⑤＿＿＿＿＿＿（EPA）などは⑥＿＿＿＿＿＿を抑制する作用がある．硫酸亜鉛は⑦＿＿＿＿＿＿を沈殿させ，凝固を阻止する作用がある．

*血液と組織液のまとめ

問18　ABO式血液型について

ABO式血液型は①_____反応を利用しつくられた．②_____には2つの抗原物質AとB，③_____には2つの抗体として抗体A（α）と抗体B（β）がある．A型は抗原④_____と抗体⑤_____，B型は抗原⑥_____と抗体⑦_____，AB型は抗原⑧_____と抗体⑨_____，O型は抗原⑨_____と抗体⑦_____，⑤_____からなる．ABO式血液型は遺伝することが知られており，この遺伝子は常染色体の⑩_____番目にある．A型の遺伝子はAAと⑪_____，B型はBBと⑫_____，AB型はAB，O型はOOであるので，A型の⑪_____とB型の⑫_____の組み合わせによりすべての血液型が出現する可能性がある．

問19　Rh式血液型について

Rh式血液型はRhesus monkeyの頭文字をとったもので，日本名アカゲザルのことである．サルの①_____にある抗原物質をRh抗原とした．その抗原物質をもっているヒトをRh（＋），Rh（－）とする．Rh抗原（D抗原ともいう）因子にはRh$_0$，Rh$_1$，Rh$_2$があり，その中では②_____が強い．また，本来抗原に対する抗体はない．Rh式血液型は遺伝することが知られており，この遺伝子は常染色体の③_____番目にある．Rh（＋）の遺伝子型はDDと④_____，Rh（－）の遺伝子型はddであり，Dはdに対し⑤_____である．Rh式血液型の割合は，日本人の場合Rh（＋）が99.3％，Rh（－）が0.7％である．

第3章 循環器系

✻ おさえておきたい循環器系

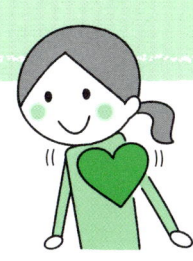

Memo

問1 正しいのはどれか

( ) 1. 体循環の始まりは左心室である
( ) 2. 肺動脈に流れる血液は動脈血である
( ) 3. 動脈血は静脈血より血液量は多い

問2 正しいのはどれか

( ) 1. 血流速度は血管の総断面積に比例する
( ) 2. 最も血流速度が速いのは大動脈血管である
( ) 3. 循環血流量は体循環と肺循環でほぼ同量である

問3 肺で酸素を供給された血液を
最初に受け取るのは心臓のどの部位か

(　　　　　　　　　　　)

問4 心臓の興奮の始まりはどこか

(　　　　　　　　　　　)

問5 リンパ循環について誤っているのはどれか

( ) 1. リンパ管には静脈血管と同様に弁膜がありリンパの逆流を防いでいる
( ) 2. 間質液のタンパク質濃度が低下するとリンパ流量は増加する
( ) 3. リンパの循環が滞ると浮腫を起こすことがある

問6 冠循環について誤っているのはどれか

( ) 1. 冠動脈の血流は心室拡張期に増加する
( ) 2. 冠血流量は心筋の酸素消費量に比例して減少する
( ) 3. アデノシンは冠血流量を増加させる

問7 心臓が収縮・拡張を繰り返すことを何というか

(　　　　　　　　　　　)

問 8　脳血流量について正しいのはどれか

( )　1.　血中のCO₂増加は脳血流量を低下させる
( )　2.　カフェインは血流量を増加させる
( )　3.　精神興奮時と睡眠中の脳血流量は変わらない

問 9　肝循環について正しいのはどれか

( )　1.　肝臓への血液流量は心拍出量の約25％である
( )　2.　肝臓には血液を貯留する機能があり，体の全血液量の約40％を占める
( )　3.　肝臓への栄養血管は門脈である

問 10　心筋の収縮に必要なのはCa^{2+}と何か

(　　　　　　　　　　　　　　　)

問 11　心臓を支配している神経は何か

(　　　　　　　　　　　　　　　)

問 12　肺循環について正しいのはどれか

( )　1.　肺の栄養血管は肺動脈である
( )　2.　肺循環系は高圧系である
( )　3.　交感神経が刺激されると，肺血管が収縮し肺循環量は減少する

問 13　胎児循環について正しいのはどれか

( )　1.　肺血管の抵抗が高いため，肺への血流はごくわずかである
( )　2.　臍動脈は1本の太い動脈血管で，母体からの酸素や栄養素に富む動脈血が流れている
( )　3.　右心室からの血液は直接左心室に流入する

問 14　眼球を圧迫すると心拍数が減少する反射を何というか

(　　　　　　　　　　　　　　　)

*おさえておきたい循環器系

Memo

問15 心筋について正しいのはどれか

( ) 1. 自律神経刺激がないと拍動はしない
( ) 2. 刺激頻度を増すと強縮を起こす
( ) 3. スターリングの法則に従う

問16 心筋の収縮について正しいのはどれか

( ) 1. 収縮に必要なのはカルモジュリンとK^+である
( ) 2. アドレナリンにより収縮力が増す
( ) 3. 細胞間は電気抵抗が高いので緩徐な収縮が行われる

問17 心室筋の静止電位は何の平衡電位に近い値を示しているか

(   )

問18 心室筋が脱分極する時に発生する電流は何か

(   )

問19 活動電位に刺激を与えても,それに反応しない時期を何というか

(   )

問20 洞(房)結節について誤っているのはどれか

( ) 1. ペースメーカー細胞としてはたらく
( ) 2. 活動電位の閾値電位が高くなるとリズムは速くなる
( ) 3. 興奮は交感神経刺激により促進される

問21 心室筋の活動電位について正しいのはどれか

( ) 1. 静止電位は$-50mV$である
( ) 2. 興奮はNa^+の細胞内流入により起きる
( ) 3. 活動電位の持続時間はCa^{2+}により左右される

問22 心電図波形のP波はどこの部位の脱分極を示したものか

(   )

第3章 循環器系

Memo

問 23 心周期について誤っているのはどれか

( ) 1. 心周期は収縮期と拡張期を併せていう
( ) 2. 等容性収縮期の大動脈弁は開いている
( ) 3. 頻脈になると収縮期が長くなる

> 収縮期は等容性収縮期・駆出期，拡張期は等容性拡張期・流入期（充満期）・心房収縮期に細分されている．

問 24 心臓内の圧（平均血圧）が最も高いのはどれか

( ) 1. 右心室　　( ) 2. 左心室　　( ) 3. 右心房

問 25 心筋の収縮機構は何か

(　　　　　　　　　　　　　)

問 26 「心筋の張力は収縮直前の筋長に応じて増大する」という法則を何というか

(　　　　　　　　　　　　　)

問 27 正しいのはどれか

( ) 1. 右迷走神経刺激により房室伝導時間は延長する
( ) 2. 左迷走神経刺激により洞（房）結節のリズムは遅延する
( ) 3. 交感神経刺激により変力作用が増強される

> 迷走神経刺激は伝導・リズム・収縮を抑制し，交感神経刺激は促進する．収縮力を変力作用という．

問 28 心音の発生は何か

(　　　　　　　　　　　　　)

問 29 弁膜の開閉は何により生じるのか

(　　　　　　　　　　　　　)

問 30 血圧が最も低いのはどこの血管か

(　　　　　　　　　　　　　)

* おさえておきたい循環器系

Memo

問31 心拍数について正しいのはどれか

( ) 1. 成人より学童期の方が少し多い
( ) 2. 昼間は夜間睡眠中より少ない
( ) 3. 体温が上昇すると心拍数は減少する

> 新生児や乳児の心拍数は130回／分前後，学童は80〜90回／分と体が小さいほど心拍数は多い．成人男女では女性の方が少し多く，老人は成人よりわずかに少なくなる．

問32 心臓反射について誤っているのはどれか

( ) 1. 頸動脈洞反射は心拍数を増加させる
( ) 2. ベインブリッジ反射は心拍数を増加させる
( ) 3. バルサルバ反射は心拍数をいったん増加させるが，次第に減少させる

問33 心電図波形において心室の脱分極を示しているのはどれか

( ) 1. P波　　( ) 2. QRS群　　( ) 3. T波

問34 「心拍出量×末梢血管抵抗」から何が分かるか

(　　　　　　　　　　　　　)

問35 血管に分布している主な神経は何か

(　　　　　　　　　　　　　)

問 36 心音について正しいのはどれか

( ) 1. 心音は心臓の収縮より生じる
( ) 2. Ⅰ音よりⅡ音の方が大きく聴こえる
( ) 3. Ⅱ音は心周期の駆出期で聴こえる

問 37 「(脈圧／3)＋拡張期血圧」から何が分かるか

(　　　　　　　　　　　　　)

問 38 収縮期血圧と拡張期血圧の差を何というか

(　　　　　　　　　　　　　)

問 39 誤っているのはどれか

( ) 1. 大動脈は細動脈に比べ血管抵抗が高い
( ) 2. 血圧較差が最も大きいのは細動脈と毛細血管の間である
( ) 3. 血圧は動脈圧の方が静脈圧より高い

問 40 高血圧の収縮期血圧はいくつ以上か

(　　　　　　mmHg以上　　)

問 41 誤っているのはどれか

( ) 1. 心拍出量が増すと血圧は上昇する
( ) 2. アデノシンは血管を拡張させ血圧を低下させる
( ) 3. 収縮期血圧と拡張期血圧は臥位，座位，立位の順に高い

問 42 脈圧について誤っているのはどれか

( ) 1. 収縮期血圧と拡張期血圧の差をいう
( ) 2. 運動時には一般に収縮期圧が上昇し拡張期血圧が低下するので，脈圧が増大する
( ) 3. 高齢者は脈圧が小さくなる傾向にある

問 43 下肢の静脈血流はどのような作用により心臓へ戻るのか

(　　　　　　　　　　　　　)

Memo

問44 血流速度は何によって決まるか

（　　　　　　　　　　　）

問45 誤っているのはどれか

（　）1．収縮期血圧140mmHg，拡張期血圧90mmHgは高血圧である
（　）2．平均血圧は収縮期血圧と拡張期血圧との平均である
（　）3．起立性低血圧は自律神経が関与する

問46 誤っているのはどれか

（　）1．静脈圧は動脈圧より重力の影響を受けやすい
（　）2．静脈環流は筋肉ポンプ作用などにより促進される
（　）3．静脈血管壁は伸展性（コンプライアンス）が低い

問47 頻脈や徐脈などを何というか

（　　　　　　　　　　　）

問48 1回の心拍で心室から駆出される血液量を何というか

（　　　　　　　　　　　）

問49 胎児循環について正しいのはどれか

（　）1．肺動脈圧は大動脈圧より低い
（　）2．肺でガス交換が行われる
（　）3．下大静脈は酸素が多い血液が流れている

問50 臍帯血に多く含まれ骨髄移植に用いられる細胞を何というか

（　　　　　　　　　　　）

第3章 循環器系

✲ 循環器系のまとめ

問1 血液循環について

血液循環を大別すると体循環と肺循環がある．体循環は心臓の①＿＿＿＿＿から始まり，②＿＿＿＿＿血管を介し，全身の毛細血管そして③＿＿＿＿＿血管を経て，心臓の④＿＿＿＿＿に入る循環である．肺循環は心臓の⑤＿＿＿＿＿から始まり，⑥＿＿＿＿＿血管を介し，肺毛細血管そして⑦＿＿＿＿＿血管を経て，心臓の⑧＿＿＿＿＿に入る循環である．左心系は酸素量が多い⑨＿＿＿＿＿血，右心系は酸素が少なく二酸化炭素が多い⑩＿＿＿＿＿血を循環させている．

問2 心室筋の活動電位について

刺激を受けていない心室筋の細胞の電位状態を①＿＿＿＿＿電位といい，②＿＿＿＿＿ポンプ作用により細胞内は③＿＿＿＿＿，細胞外は④＿＿＿＿＿が多く維持されている．刺激を受けるとポンプ作用が止まり，瞬間的に④＿＿＿＿＿が細胞内に入り⑤＿＿＿＿＿相を形成する．そのとき，④＿＿＿＿＿電流が流れる．少し遅れて，⑥＿＿＿＿＿が細胞内に入り膜電位は⑦＿＿＿＿＿相を形成し，そのとき⑥＿＿＿＿＿電流が流れる．続いて細胞外へ③＿＿＿＿＿が流出し⑧＿＿＿＿＿相を形成，そのとき③＿＿＿＿＿電流が流れ膜電位は①＿＿＿＿＿電位に戻る．この一連の電位変化を⑨＿＿＿＿＿電位という．

問3 洞(房)結節のリズムについて

洞(房)結節のリズムは緩徐拡張期脱分極の①＿＿＿＿＿，②＿＿＿＿＿の深さそして③＿＿＿＿＿などにより変わる．迷走神経刺激やアセチルコリン投与により，緩徐拡張期脱分極の①＿＿＿＿＿が緩徐となり，また②＿＿＿＿＿が深くなるので③＿＿＿＿＿に達するまでの時間が遅れ，洞(房)結節のリズムは遅れる．一方，交感神経刺激やアドレナリン投与により，緩徐拡張期脱分極の①＿＿＿＿＿が急峻となり，③＿＿＿＿＿までの時間が短縮されるので，洞(房)結節のリズムは促進される．また，細胞外液のCa^{2+}濃度を増加させると洞(房)結節のリズムは④＿＿＿＿＿し，細胞外液のK^+濃度を増加させるとリズムは⑤＿＿＿＿＿する．

＊循環器系のまとめ

問4 活動電位の不応期について

活動電位の① _____ から② _____ にかけて，刺激を与えても反応しない時期がある．これを不応期という．不応期には③ _____ 不応期と④ _____ 不応期がある．前者はいかなる刺激にも応答しない時期をいい，後者は刺激の強さにより不完全であるが反応する時期である．心室筋の不応期は洞（房）結節や心房筋より⑤ _____ いが，プルキンエ線維より⑥ _____ い．不応期は副交感神経刺激やK投与などにより⑦ _____ し，抗不整脈薬のキニジンやアミオダロンなどの投与により⑧ _____ する．

問5 心筋細胞の特徴について

心筋細胞の特徴は，1. ① _____ が多いので常にエネルギーがつくられている．2. 細胞間には電気抵抗が少ない② _____ があり心臓全体が急速に収縮できる．3. 収縮は③ _____ の法則に従い収縮力が増す．4. 骨格筋と同様に④ _____ の法則に従い反応する．5. 有効刺激頻度が増すとそれに応じ収縮力が増す⑤ _____ 現象があり，骨格筋より著明である．6. 骨格筋は刺激頻度が増すと強縮するのに対し，心筋はいかなる刺激頻度に対しても⑥ _____ 収縮を繰り返し行う．

問6 心臓の興奮過程（刺激伝導系）について

心臓の興奮過程は，右心房の① _____ から始まり，左右の心房を経て② _____ に達する．さらにその興奮は③ _____ →左右の脚→④ _____ →心室固有筋・乳頭筋の順で規則正しく行われる．① _____ から④ _____ までの経路を刺激伝導系といい，興奮の源である① _____ はペースメーカー細胞と呼ばれている．

問7 心臓反射のうち，減圧反射について

① _____ 反射：眼球を圧迫することにより起きる反射．

② _____ 反射：ツェルマルク反射ともいわれ，頸動脈洞圧迫により起きる反射．

③ _____ 反射：大動脈圧上昇による反射．

第3章 循環器系

問8 心周期について

心周期は収縮期と拡張期に分けられる．収縮期はさらに等容性収縮期と①_____，拡張期はさらに等容性拡張期と②_____に分けられる．等容性収縮期は心室の収縮の開始から③_____弁が開くまでの時期で，心室内の容積は一定である．①_____は③_____弁が開いている時期で，血液は動脈血管内へ拍出される．等容性拡張期は③_____弁が閉じ房室弁が開くまでの時期で，心室内容積は一定である．②_____は房室弁が開く時期で，③_____弁は閉じ心室に血液が充満する．この時期は心房の収縮により血液が心室へ充満する．

問9 脈拍について

心臓の拍動ごとに血管の拍動が起きることを脈拍という．そのため正常な場合，①_____と脈拍数はほぼ同じ数となる．一般的に脈拍の測定は手首の内側の②_____動脈，肘の部分の③_____動脈，側頸部の④_____動脈，耳のすぐ前の⑤_____動脈，足の付け根の⑥_____動脈などで行う．異常脈拍として，規則的に打つ脈拍のうち，時々1つが抜けることを⑦_____といい，脈拍数が乱れることを⑧_____という．脈の数が100回／分以上を⑨_____，50回／分以下を⑩_____という．また，脈波の立ち上がり速度が速い状態を⑪_____，遅い状態を⑫_____という．

問10 心臓と神経について

心臓は自律神経により支配されている．自律神経のうち，交感神経は①_____，②_____そして心室に神経末端が分布している．一方，右の迷走神経は①_____，左の迷走神経は②_____に分布しているが，心室には迷走神経の分布はない．交感神経刺激により心拍数は③_____，心房内および心室内伝導は④_____，収縮力は⑤_____する．また，右迷走神経刺激は⑥_____を低下させ，左迷走神経刺激は⑦_____伝導を抑制する．これらの心拍数，収縮力，伝導のことをそれぞれ⑧_____作用，⑨_____作用，⑩_____作用ともいう．

問11 心拍出量について

1回の心拍で心室から駆出される血液量を①_____量といい，左心室（または右心室）の①_____量は約②_____mL／回である．これに1分間の心拍数をかけたのが③_____量で，安静時の成人の心拍数を75回／分とすると③_____量は約④_____L／分となる．

＊循環器系のまとめ

問12 心電図波形について

心電図の誘導法には①_____誘導（Ⅰ，Ⅱ，Ⅲ），②_____誘導（aVL，aVR，aVF），③_____誘導（V1～V6）の標準12誘導がある．心電図は④_____が基本となり，心電図上のP波は⑤_____の興奮，QRS群は⑥_____の興奮，T波は左右の⑦_____として現れてくる．⑧_____や⑨_____は活動電位が小さいため，心電図上には興奮波として現れてこないが，⑧_____の興奮はP波の前，⑨_____の興奮はP波とQ波の間に生じる．

問13 心音について

心音のⅠ音は①_____弁・②_____弁の閉鎖音と③_____弁・④_____弁の開放音の混合音で，⑤_____部でよく聴こえる．Ⅱ音は④_____弁および③_____弁の⑥_____音で，⑦_____部でよく聴こえる．心音図と心電図の関係をみると，Ⅰ音は心電図の⑧_____波，Ⅱ音は⑨_____波の終わりにほぼ一致する．また，Ⅰ～Ⅱ音間を⑩_____期，Ⅱ音から次のⅠ音間を⑪_____期という．

問14 血圧の一般的な性質について

血圧とは血液が血管壁におよぼす①_____をいう．通常血圧は②_____圧を意味しその単位は③_____で表す．血圧は心室の収縮・拡張に伴って周期的に変動し，心室が収縮したとき④_____となり，拡張したとき⑤_____となる．これらをそれぞれ収縮期血圧および拡張期血圧といい，その差を⑥_____という．血圧は「1回の心拍出量」×⑦_____で決定され，さらに心周期の血圧を平均した平均血圧は⑧_____＋⑥_____／3で算定できる．また，血圧は重力の影響を受け，心臓より上方では⑨_____い値が，下方では⑩_____い値がでる．

問15 血圧の生理的変動について

血圧は性別，運動，日差，体位などにより変動する．成人男性は女性に比べて①_____く，年齢別では成人に比べ小児は②_____く，老人は①_____くなる傾向がある．運動強度，量，鍛錬の度合いにより異なるが，運動時は運動前に比べ収縮期血圧は③_____し，拡張期血圧は④_____する．昼間は交感神経が関与しているため①_____く，夜間の睡眠中は迷走神経が関与しているため②_____い．体位では立位，座位，臥位により異なり，収縮期血圧は⑤_____＞⑥_____＞⑦_____の順に高く，拡張期血圧は⑦_____＞⑥_____＞⑤_____の順に低い．

37

第3章 循環器系

問16 血圧の異常について

高血圧は収縮期血圧／拡張期血圧が①_____mmHg／②_____mmHg以上の場合をいう．高血圧の種類には③_____高血圧と④_____高血圧がある．前者は高血圧の約90％を占めるが，原因は不明である．後者は高血圧の約10％を占め，その原因に腎臓病や内分泌疾患などがある．一方，低血圧は収縮期血圧が⑤_____mmHg以下の場合をいう．その種類には③_____低血圧，④_____低血圧がある．前者は原因が不明である．後者は大出血やショックなどが原因である．さらに原因が自律神経系障害，降圧剤など薬剤による⑥_____低血圧がある．

問17 静脈圧について

静脈血管の圧は容積変化が動脈血管に比べ大きく，また血管は柔軟性に富んでいるので①_____が高いが，血管の②_____力は弱い．動脈血管は別名抵抗血管といい，それに対し静脈血管は③_____という．立位の場合，静脈圧は④_____の影響を受けやすく，頸部の静脈圧はほとんど⑤_____mmHgであるが，足の静脈圧は不動の場合80～100mmHgにも達する．しかし，歩行することにより⑥_____作用，呼吸ポンプ作用，静脈⑦_____などのはたらきにより足の静脈圧は減少する．そのため不動状態が続くと，静脈圧が上昇し組織からの⑧_____の回収ができなくなり，足がむくむ（浮腫）ことがある．

問18 胎児循環について

胎生期は肺，腎臓，胃腸の器官が機能していないため，胎児の循環系は母親の①_____から臍動静脈を介して行われる．臍動脈は胎児から排出された②_____や老廃物などを①_____に送る血管で③_____血である．臍静脈は④_____や栄養素に富む⑤_____血である．胎児では臍静脈の血液は⑥_____を通って下大静脈へ入る．さらに右心房に入った血液の大部分は心房中隔に開いた⑦_____を介して⑧_____に入る．一方，脳や腕などからの血液は⑨_____大静脈を通り右心房に入り右心室へ送り込まれ，血液の大部分は肺動脈が大動脈に開く⑩_____を通り大動脈血管へ送り出される．

第4章 呼吸器系

＊おさえておきたい呼吸器系

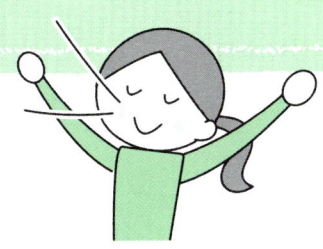

問1 誤っているのはどれか

( ) 1. 呼吸器系は鼻腔から始まる
( ) 2. 内呼吸は肺と毛細血管のガス交換をいう
( ) 3. 呼吸の重要なはたらきはO_2の摂取とCO_2の排出である

問2 外呼吸は肺胞とどこのガス交換をいうか

(　　　　　　　　　　)

問3 誤っているのはどれか

( ) 1. ガスの移動は拡散により行われる
( ) 2. 拡散は受動輸送で行われる
( ) 3. 肺胞内での拡散速度は，CO_2より分圧差が大きいO_2の方が速い

問4 気道の生理作用として誤っているのはどれか

( ) 1. 加温
( ) 2. 防御作用
( ) 3. ガス運搬作用

問5 誤っているのはどれか

( ) 1. 肺は血液中の酸を排泄する重要な器官であり，腎臓の約200倍のはたらきをする
( ) 2. 呼吸運動を止めると血液中のCO_2濃度が上昇するので，呼吸運動が始まる
( ) 3. 空気中にCOが2％以上あると，酸素とヘモグロビンの結合力は増す

問6 深呼吸を調節する中枢はどこにあるか

(　　　　　　　　　　)

第4章 呼吸器系

問7 誤っているのはどれか

( ) 1. 呼吸中枢は延髄にある
( ) 2. 呼吸中枢は両側性支配で，片側だけを破壊されても呼吸には影響されない
( ) 3. 呼吸は自律神経のみにより調節されている

問8 正しいのはどれか

( ) 1. 延髄はCO_2分圧(P_{CO_2})の低下に反応し呼吸数を促進させる
( ) 2. 大動脈小体はP_{CO_2}の上昇に反応し呼吸数を低下させる
( ) 3. 頸動脈小体はO_2分圧(P_{O_2})の低下に反応し呼吸数を促進させる

問9 動脈圧上昇により反応する圧受容体は頸動脈洞とどこか

(　　　　　　　　　　　　　　)

問10 血中CO_2濃度に敏感に反応する中枢はどこか

(　　　　　　　　　　　　　　)

問11 血液のpHが酸性に傾くと呼吸運動はどのようになるか

(　　　　　　　　　　　　　　)

問12 血中CO_2濃度上昇・O_2濃度低下により高濃度のO_2を吸入すると呼吸の停止がみられる．これを何というか

(　　　　　　　　　　　　　　)

問13 呼吸数が増加するのはどれか

( ) 1. 体温低下
( ) 2. P_{CO_2}上昇
( ) 3. 動脈血pH低下

Memo

問 14 誤っているのはどれか

( ) 1. 呼吸運動は肋間筋と横隔膜により行われている
( ) 2. 吸息（きゅうそく）時の肺胞内圧は陰圧となる
( ) 3. 呼息（こそく）時の胸腔内圧は陽圧となる

問 15 吸息により肺が拡張すると呼吸中枢が抑制される反射を何というか

（　　　　　　　　　　　　）

問 16 吸息運動時の胸腔内圧は大気圧に比べるとどのような状態になっているか

（　　　　　　　　　　　　）

問 17 誤っているのはどれか

( ) 1. 胸式呼吸は男性に比べて女性の方が多い
( ) 2. 妊婦後期は横隔膜が圧迫を受けるため胸式呼吸をとる
( ) 3. 1回の呼吸量では胸式よりも腹式呼吸の方が多い

問 18 腹式呼吸の主な呼吸筋は何か

（　　　　　　　　　　　　）

問 19 正しいのはどれか

( ) 1. 新生児の呼吸数は乳児より少ない
( ) 2. 成人男性の呼吸数は成人女性より多い
( ) 3. 老年の呼吸数は成人とあまり変わらない

問 20 正しいのはどれか

( ) 1. クスマール呼吸は深い呼吸を繰り返す呼吸型を示す
( ) 2. ビオー呼吸は無呼吸から徐々に深い呼吸になり再び無呼吸を繰り返す呼吸型を示す
( ) 3. チェーン・ストークス呼吸は無呼吸と頻呼吸を繰り返す不規則な呼吸型を示す

第4章 呼吸器系

問21 誤っているのはどれか
( ) 1. 低換気が続くと呼吸性アシドーシスを起こす
( ) 2. 過呼吸は呼吸性アシドーシスを起こす
( ) 3. 代謝性アシドーシス時は換気量が増す

問22 病的呼吸で,呼吸頻度は増すが,深さは変わらない呼吸を何というか
(   )

問23 病的呼吸で,呼吸頻度と深さが低下している呼吸を何というか
(   )

問24 夜間睡眠中に少なくとも10秒以上の無呼吸が30回以上発生する場合を何というか
(   )

問25 運動による酸素負債が発生するのはどの時期か
( ) 1. 運動開始直後
( ) 2. 運動1〜2分後
( ) 3. 運動中止後

問26 運動を中止すると,すぐに呼吸数が運動前に戻らないのはなぜか
(   )

問27 正しいのはどれか
( ) 1. 酸素摂取量は動脈のO_2量と静脈のCO_2量の比で算出できる
( ) 2. 最大酸素摂取量は運動の種類により異なる
( ) 3. 呼吸商からCO_2の排出量が分かる

問28 O_2の摂取量に対するCO_2の排出量の比を何というか
(   )

* おさえておきたい呼吸器系

Memo

問29 酸素摂取量の算出に必要なのは，動静脈酸素較差と心拍数，そして何か

（　　　　　　　　　　　　　）

問30 肺気量において，「残気量＋予備呼気量」を何というか

（　　　　　　　　　　　　　）

問31 正しいのはどれか

（　）1. 肺気量の測定方法をスパイロメーターという
（　）2. 記録装置により描き出された曲線をスパイログラムという
（　）3. 肺気量の記録装置をスパイロメトリーという

問32 肺活量について誤っているのはどれか

（　）1. 年齢とともに減少する傾向がある
（　）2. 日本人男性の肺活量は3,000mLである
（　）3. 肥満の人・妊婦などの肺活量は増大する

問33 誤っているのはどれか

（　）1. 機能的残気量とは安静時の呼気終末の状態で，なお肺の中に残っているガス量をいう
（　）2. 肺活量は「予備吸気量＋予備呼気量」である
（　）3. 1回換気量とは1回の呼吸周期ごとに吸入ないし呼出されるガス量をいう

問34 肺活量から何が分かるか

（　　　　　　　　　　　　　）

問35 肺活量は年齢・性別・体重および何によって異なるか

（　　　　　　　　　　　　　）

問36 日本人男性の肺活量の基準値はどのくらいか

（　　　　　〜　　　　　　　）

第4章 呼吸器系

問37 肺気量で成人で最も多いのはどれか

( ) 1. 予備吸気量
( ) 2. 予備呼気量
( ) 3. 残気量

問38 1秒率から何が分かるか

(　　　　　　　　　　　　　　　　)

問39 正しいのはどれか

( ) 1. 肺活量80％，1秒率70％は正常である
( ) 2. 「肺活量の低下，1秒率が正常」の場合，閉塞性障害が考えられる
( ) 3. 「肺活量が正常，1秒率の低下」の場合，拘束性障害が考えられる

問40 正しいのはどれか

( ) 1. 浅くて速い呼吸より，遅くて深い呼吸の方がガス交換の効率はよい
( ) 2. 100％のO_2を吸うと肺胞内はO_2が100％となる
( ) 3. 静脈血の酸素分圧はほとんど0mmHgである

問41 ガス交換には関与しない部分を何というか

(　　　　　　　　　　　　　　　　)

問42 肺コンプライアンスについて誤っているのはどれか

( ) 1. 肺内圧Pと肺容量Vの比により測定でき，その基準値は2.0L／CmH_2Oである
( ) 2. コンプライアンスが大きいほど，肺は拡張しやすい
( ) 3. 年齢とともに減少する

問43 肺の伸展性を示したものを何というか

(　　　　　　　　　　　　　　　　)

Memo

問 44 表面活性物質について正しいのはどれか

( ) 1. 肺胞内の上皮細胞から分泌される表面活性物質をコンプライアンスという
( ) 2. 表面活性物質により肺胞内の球形が維持されている
( ) 3. 表面活性物質が十分に産生できないと，肺胞は異常に拡張され呼吸障害を起こす

問 45 肺胞内の表面張力を下げて，球形を維持している分泌物を何というか

(　　　　　　　　　　　　　)

問 46 正しいのはどれか

( ) 1. O_2ガスやCO_2ガスなどは，分圧の低いところから高いところへ移動する性質がある
( ) 2. ヘモグロビンと結合できなかったO_2は血漿中に溶解される
( ) 3. CO_2の運搬の約90％は血漿に入り，H_2Oと反応しHCO_3^-となる

問 47 CO_2は，主に血液に出るとどのような形で存在するか

(　　　　　　　　　　　　　)

問 48 ヘモグロビンとO_2の飽和度が低下するのはどれか

( ) 1. 血中のpHが酸性側になった場合
( ) 2. 血中の二酸化炭素濃度が下がった場合
( ) 3. 血中の温度が下がった場合

問 49 ヘモグロビンとO_2の結合・解離をグラフで示したものを何というか

(　　　　　　　　　　　　　)

問 50 吸気と呼気でガス組成の増加が多いのはどれか

( ) 1. O_2　　( ) 2. CO_2　　( ) 3. N_2

第4章 呼吸器系

＊呼吸器系のまとめ

問1 気道の生理作用について

鼻腔から気管支間では① _____ ・② _____ ・防御作用を行っている．鼻腔や気管支では冷たい空気の① _____ や② _____ により，細気管支や肺胞への冷気や乾燥を防ぐ作用がある．鼻腔内面の③ _____ のはたらきにより吸気による粉塵などの侵入を止める防御作用や，気管・気管支の③ _____ により④ _____ の排出を行っている．気道から分泌される粘液には⑤ _____ やIgAなどが含まれ，⑥ _____ や抗体作用などが行われている．

問2 呼吸調節について

呼吸は延髄の① _____ なはたらきにより② _____ を介し呼吸を調節するほか，③ _____ である横隔神経と肋間神経により呼吸筋を操作している．また，血中の④ _____ 濃度，⑤ _____ 濃度，⑥ _____ などにより調節されている．

問3 吸息運動について

吸息運動は初めに① _____ 筋の収縮により② _____ が持ち上げられ，胸骨が前方にはりだす．さらに③ _____ の収縮により④ _____ が拡大され，胸腔内圧がより⑤ _____ となって受動的に空気は肺に流入する．

問4 呼吸による胸腔内圧と肺胞内圧の状態について

胸腔内圧は大気圧より常に① _____ 状態にあり，吸息時はさらに① _____ となる．呼息時は吸息に比べわずかであるが，① _____ 状態が保たれている．一方，肺胞内圧は吸息時に① _____ となるが，呼息時は② _____ となる．

＊呼吸器系のまとめ

問5　正常呼吸型について

正常呼吸型には①＿＿＿＿＿と②＿＿＿＿＿がある．①＿＿＿＿＿は横隔膜，②＿＿＿＿＿は肋間筋が主として行う運動である．成人男性は①＿＿＿＿＿を行うが，女性の60〜70％は①＿＿＿＿＿，25〜30％は②＿＿＿＿＿または両呼吸が混合した③＿＿＿＿＿である．一方，妊婦後期は胎児の発育により横隔膜が圧迫を受けるため，②＿＿＿＿＿をとることが多い．

問6　呼吸数について

正常時の呼吸数は年齢により異なり，新生児①＿＿＿＿＿〜60回／分，乳児②＿＿＿＿＿〜40回／分，学童③＿＿＿＿＿〜30回／分である．成人は④＿＿＿＿＿〜20回／分で女性の方が男性よりやや⑤＿＿＿＿＿い．老年は⑥＿＿＿＿＿とあまり変わらない．呼吸数は運動時，精神的興奮時，体温上昇時などでは⑦＿＿＿＿＿し，睡眠時などでは⑧＿＿＿＿＿する．また，呼吸数は血液中のガス濃度にも影響され，O_2濃度が上昇すると呼吸数は⑧＿＿＿＿＿し，CO_2濃度が上昇すると⑦＿＿＿＿＿する．さらに血中pHが酸性になると呼吸数は⑦＿＿＿＿＿する．

問7　周期性異常呼吸の種類とその特徴について

周期性異常呼吸の種類には，(a)①＿＿＿＿＿呼吸，(b)②＿＿＿＿＿呼吸，(c)③＿＿＿＿＿呼吸がある．(a)は④＿＿＿＿＿呼吸から徐々に深い呼吸になり再び④＿＿＿＿＿呼吸を繰り返す呼吸型を示し，(b)は④＿＿＿＿＿呼吸と⑤＿＿＿＿＿呼吸を繰り返す不規則な呼吸型を示し，(c)は⑥＿＿＿＿＿呼吸を繰り返す呼吸型をそれぞれ示す．

問8　肺活量について

肺活量は①＿＿＿＿＿＋②＿＿＿＿＿＋③＿＿＿＿＿の総和を示す．日本人男性の肺活量は約④＿＿＿＿＿mL，女性は約⑤＿＿＿＿＿mLである．これらの値は年齢・性別・身長および⑥＿＿＿＿＿によって異なるが，体格の大きいヒトの方が値は⑦＿＿＿＿＿．また，年齢とともに減少する傾向にある．一方，水泳選手などの肺活量は⑦＿＿＿＿＿し，肥満のヒト・肺疾患患者・妊婦などは⑧＿＿＿＿＿する．

第4章 呼吸器系

問9 残気量と機能的残気量について

残気量とは①_____になお肺の中に残っているガス量を示す．通常，②_____で測定できないので，ヘリウムガス閉鎖回路法で求める．成人では約③_____mLある．機能的残気量とは安静時の④_____の状態で，なお肺の中に残っているガス量を示し，⑤_____＋⑥_____から求めることができる．成人では約⑦_____mLの量を示す．

問10 1秒率について

1秒率は①_____と②_____の比率を%で示す．計測方法は，できるだけ息を吸い，できるだけ早く息を吐き出すことにより②_____を計測し，吐き出す時点を0とし，1秒間でどれだけ吐き出したかを調べることにより①_____を計測する．以上から1秒率＝(①_____／②_____)×100(%)が算定できる．1秒率の基準値は③_____%以上である．1秒率から④_____の状態がわかり，1秒率の低下は気管支喘息や慢性気管支炎などの気管・気管支障害に認められる．

問11 ガス交換を効率的にする呼吸について

呼吸により吸入した空気は肺胞内でガス交換が行われるが，すべて肺胞に入るのではなく，①_____や②_____などの気道で止まり，ガス交換には使われない空気がある．それらを③_____といい，その(③_____)量は約150mLある．肺胞へのガス量はその150mLを除いた④_____量となる．ゆえに分時④_____量＝(1回換気量－③_____量)×呼吸数となり，その結果，呼吸は深くて遅い方がガス交換の効率がよい．

問12 肺コンプライアンスについて

肺コンプライアンスとは，肺の①_____を示したもので，P②_____とV③_____の比により測定できる．この値は，年齢とともに減少する．肺コンプライアンスの減少は，動脈血中の④_____濃度を低下させる．肺コンプライアンスは肺内の⑤_____と密接な関係がある．

※呼吸器系のまとめ

問13 **静的肺コンプライアンスと動的肺コンプライアンスについて**

静的肺コンプライアンスは①_____量の範囲内で一時的に②_____を止めて測定し，その基準値は③_____L／cmH$_2$Oである．肺コンプライアンスが大きいということは，肺が④_____しやすいことで，小さいことは④_____しにくいことを意味する．
動的肺コンプライアンスは，⑤_____呼吸を行わせながら⑥_____と⑦_____の食道内圧（胸腔内圧）を測定し，その差をΔPとして計算したものである．その値は静的肺コンプライアンスとほぼ同じであるが，⑧_____に障害があると低下する．

問14 **サーファクタントについて**

肺胞内の①_____からサーファクタントと呼ばれる②_____物質が分泌される．この物質により肺胞内の③_____が下がり，球形が維持されている．肺胞内の表面は液体が含まれているので，③_____と内圧が生じている．そのため小さな肺胞は圧が④_____く，大きな肺胞は圧が⑤_____くなるので，吸入した空気は大きい方へ入りやすくなる．サーファクタントが分泌されているかぎり，肺胞の虚脱（つぶれてしまうこと）は防がれている．

第5章 消化器系

＊おさえておきたい消化器系

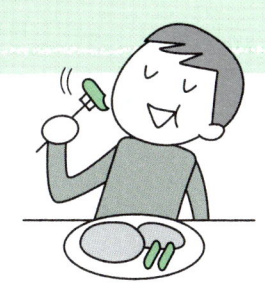

Memo

問1 正しいのはどれか

( ) 1. 口腔内の消化運動には咀嚼運動，嚥下運動，蠕動運動の3つがある
( ) 2. 咀嚼運動は主に三叉神経が関与している
( ) 3. 舌の運動は自律神経により支配されている

問2 嚥下運動について正しいのはどれか

( ) 1. 口腔から咽頭までの間(第1相)は不随意運動を行う
( ) 2. 咽頭から食道－胃までの間(第2－3相)は随意運動を行う
( ) 3. 嚥下運動は舌咽神経や迷走神経などが関与している

問3 三大唾液腺は耳下腺，顎下腺と何か

(　　　　　　　　　　　　　　　)

問4 漿液性の唾液を分泌する唾液腺は何か

(　　　　　　　　　　　　　　　)

問5 誤っているのはどれか

( ) 1. 顎下腺の導管は舌下小丘に開口する
( ) 2. 唾液にはタンパク質を分解する酵素が含まれている
( ) 3. 唾液の1日の分泌量は約1,500mLである

問6 唾液について誤っているのはどれか

( ) 1. pHは弱アルカリ性である
( ) 2. 唾液の成分であるリゾチームは溶菌酵素で口腔内を殺菌する作用がある
( ) 3. 唾液には免疫グロブリン(IgA)が含まれている

第5章 消化器系

問7 唾液の分泌に関して正しいのはどれか

( ) 1. 唾液の分泌量は交感神経により減少する
( ) 2. 副交感神経刺激により粘液性の唾液が分泌される
( ) 3. 胃や腸に食塊が入ると反射的に唾液が分泌される

問8 デンプンをデキストリンと麦芽糖に消化する唾液アミラーゼを何というか

(　　　　　　　　　　　　　　)

問9 正しいのはどれか

( ) 1. 食道はデンプンを分解する酵素を分泌する
( ) 2. 食道の蠕動運動は交感神経により促進される
( ) 3. 「胸焼け」は食道に多量の食塊が残ったときに生じる

問10 正しいのはどれか

( ) 1. 胃腺には胃底腺と噴門腺の2つがある
( ) 2. 胃液の分泌量は約1,800mL／日である
( ) 3. 胃底腺の主細胞からペプシンが分泌される

問11 粘液物質で食物の軟化, 粘膜の保護・潤滑作用などにはたらく物質を何というか

(　　　　　　　　　　　　　　)

問12 口腔内を殺菌する作用がある溶菌酵素を何というか

(　　　　　　　　　　　　　　)

問13 胃液について正しいのはどれか

( ) 1. ペプシンは糖質分解酵素である
( ) 2. 粘液物質であるムチンは胃底腺のみから分泌される
( ) 3. レンニンは成人では認められない

問14 食道の消化運動は何運動か

(　　　　　　　　　　　　　　)

*おさえておきたい消化器系

Memo

問15 胃液の分泌について正しいのはどれか

( ) 1. 分泌は交感神経により抑制される
( ) 2. 胃腸反射により分泌は促進される
( ) 3. インスリンやヒスタミンは分泌を抑制する

問16 胃で消化されない栄養素は何か

(　　　　　　　　　　　)

問17 タンパク質をポリペプチドに消化(分解)する胃液の酵素名は何か

(　　　　　　　　　　　)

問18 胃の消化運動について誤っているのはどれか

( ) 1. 蠕動運動は胃体部の中央以下より始まり，切痕部で最も強くなり，幽門部で終わる
( ) 2. 移送時間は糖質が最も速く，タンパク質は2倍，脂肪はさらに時間がかかる
( ) 3. エンテロガストロンにより蠕動運動は促進される

問19 正しいのはどれか

( ) 1. 胃に存在するヘリコバクター・ピロリ菌は胃炎を抑制する作用がある
( ) 2. 胃ではアルコールが吸収される
( ) 3. 胃液のpHは空腹時に下がる傾向がある

問20 殺菌作用をもつ胃液の成分は何か

(　　　　　　　　　　　)

問21 強い胃酸の中でも生息し，胃炎や十二指腸潰瘍などの原因とされる菌は何か

(　　　　　　　　　　　)

第5章 消化器系

\Memo

問22 正しいのはどれか
( ) 1. 膵臓の消化運動は蠕動運動である
( ) 2. 膵液の分泌量は約1,500mL／日である
( ) 3. 膵液のpHはアルカリ性である

問23 胆汁について正しいのはどれか
( ) 1. 胆嚢の腺細胞により胆汁が分泌される
( ) 2. 脂肪の消化を助ける作用がある
( ) 3. 胆汁のpHは酸性である

問24 膵液から分泌され，タンパク質をポリペプチドに分解する消化酵素はキモトリプシンと何か
(　　　　　　　　　　　　)

問25 膵液から分泌され，デンプンを麦芽糖に消化(分解)する消化酵素は何か
(　　　　　　　　　　　　)

問26 誤っているのはどれか
( ) 1. 小腸の消化運動には蠕動運動と分節運動の2つがある
( ) 2. 副交感神経により小腸の運動は促進される
( ) 3. 小腸の運動には自動性がある

問27 胆汁はどの臓器で生成されるか
(　　　　　　　　　　　　)

問28 胆汁酸(塩)は脂肪をどのような形に変えるか
(　　　　　　　　　　　　)

問29 正しいのはどれか
( ) 1. ブルンネル腺から種々の消化酵素が分泌される
( ) 2. 腸腺から分泌される消化液は1,000mL／日である
( ) 3. 腸液のpHはアルカリ性である

Memo

問 30 隣り合う縦走筋が交互に収縮し，内容物を混和する運動を何というか

（　　　　　　　　　　）

問 31 十二指腸腺分泌液について誤っているのはどれか

（　）1．分泌液にあるエントロキナーゼによりトリプシノゲンをトリプシンに変える
（　）2．脂肪分解酵素を含んでいる
（　）3．胃酸から粘膜を保護する作用がある

問 32 種々の消化酵素を含む腸液を分泌する消化腺を何というか

（　　　　　　　　　　）

問 33 腸液に含まれるタンパク分解酵素名は何か

（　　　　　　　　　　）

問 34 正しいのはどれか

（　）1．マルターゼは，乳糖をブドウ糖とガラクトースに消化（分解）する
（　）2．スクラーゼは，ショ糖をブドウ糖と果糖に消化（分解）する
（　）3．ラクターゼは，麦芽糖を2分子のブドウ糖に消化（分解）する

問 35 小腸の運動や分泌を促進するのはどれか

（　）1．交感神経
（　）2．ガストリン
（　）3．ヒスタミン

問 36 膵液に含まれる脂肪分解酵素名は何か

（　　　　　　　　　　）

問 37 アミノ酸，ブドウ糖，ビタミンB群などは，小腸柔突起(しょうちょうじゅうとっき)のどこに吸収されるか

（　　　　　　　　　　）

第5章 消化器系

問38 誤っているのはどれか

( ) 1. 水分のほとんどは大腸で吸収される
( ) 2. 小腸で吸収される速度はガラクトース＞ブドウ糖＞果糖の順に速い
( ) 3. 脂肪酸は小腸柔突起の毛細リンパ管に吸収される

問39 小腸において，能動的に吸収される物質はどれか

( ) 1. 果糖　　( ) 2. ブドウ糖　　( ) 3. 脂肪酸

問40 正しいのはどれか

( ) 1. 胃・結腸反射は上行結腸から横行結腸でみられる強い蠕動運動のことである
( ) 2. 大腸の運動は小腸と同様に自動性があり，自律神経により調整されている
( ) 3. ニコチンは大腸の蠕動運動を抑制する

問41 糞便は主に大腸のどの部分で形成されるか

(　　　　　　　　　　　　　　)

問42 排便の上位中枢は大脳，間脳ともう1つはどこか

(　　　　　　　　　　　　　　)

問43 誤っているのはどれか

( ) 1. 大腸の粘膜から大腸液が分泌され，タンパク質分解酵素のみが含まれている
( ) 2. 大腸では主に水分とNaの吸収が行われる
( ) 3. 大腸では腸内細菌により食物の発酵，腐敗が行われる

問44 排便について正しいのはどれか

( ) 1. 排便の下位中枢は腰髄である
( ) 2. 排便は直腸内圧の上昇と骨盤神経による内肛門括約筋の収縮により行われる
( ) 3. 排便反射は大脳により抑制されている

*おさえておきたい消化器系

Memo

問 45 排便を中止するとき関与している神経は何か

（　　　　　　　　　　　　　　）

問 46 便秘には大きく分けて機能的便秘と何があるか

（　　　　　　　　　　　　　　）

問 47 誤っているのはどれか

（　）1. 便秘は腸管内に糞便が長時間停滞する状態で，排便が1週間に2回以下の場合である
（　）2. 習慣性便秘は弛緩性便秘のことで，便をがまんすることなどにより起きる
（　）3. 糞便中の水分が60〜70％占めると下痢である

問 48 肝臓でアンモニアを処理する回路を何というか

（　　　　　　　　　　　　　　）

問 49 肝臓の機能について誤っているのはどれか

（　）1. グリコーゲンをブドウ糖に分解し，血糖値を調節している
（　）2. ヘモグロビンをビリルビンに変える作用がある
（　）3. 血液凝固因子であるトロンボプラスチンを生成する作用がある

問 50 肝臓にある万能酵素を何というか

（　　　　　　　　　　　　　　）

第5章 消化器系

✳ 消化器系のまとめ

問1 唾液の分泌機序について

唾液は三大唾液腺である①_____，②_____，舌下腺から分泌される．これらの中で最も分泌量が多いのが①_____である．唾液は自律神経系と条件反射により調節されている．③_____神経刺激により粘っこい唾液が，④_____神経刺激によりさらさらな唾液が分泌される．しかし，唾液の⑤_____は大きな差はない．自律神経系以外に，食べ物を思い浮かべることによる⑥_____相，臭いを嗅いだり，口腔内に食物が入ることによる⑦_____相，胃や腸に食塊が入ることによる⑧_____相などにより，唾液が反射的に分泌される．

問2 唾液のはたらきについて

唾液には消化作用，粘膜の保護・①_____作用，清浄作用，②_____作用，緩衝作用などがある．消化作用は，消化酵素である③_____によりデンプンをデキストリンと④_____に分解する．⑤_____は粘液物質で，食塊が食道を通過しやすいようにする食物の軟化，粘膜の保護・①_____作用などにはたらく．⑥_____は溶菌酵素で，口腔内を殺菌する清掃作用と免疫グロブリン⑦_____により口腔内の細菌などの繁殖を防ぐ②_____作用がある．その他に⑧_____などにはpHを中性に保つ緩衝作用がある．

問3 嚥下運動について

嚥下運動は第1相＝①_____相，第2相＝②_____相，第3相＝③_____相の三段階を経る．第1相は①_____から②_____の間で舌の運動により食塊を②_____に送り込む随意運動で，三叉神経，④_____神経，⑤_____神経が関与している．第2相は②_____から③_____の間で不随意運動を行い，そのときの呼吸は⑥_____状態になる．この運動は嚥下運動の中枢である⑦_____が調節している．第3相は③_____から⑧_____の間で不随意運動により食塊を⑧_____に送り込む．

＊消化器系のまとめ

問4　胃液の分泌について

胃液は①_____，②_____，③_____からそれぞれ分泌される．①_____や③_____からは粘液物質④_____が分泌され，②_____の主細胞から⑤_____，副細胞から④_____，壁細胞から⑥_____がそれぞれ分泌される．⑤_____は⑥_____と反応するとタンパク質分解酵素である⑦_____に変わる．胃液のはたらきは，⑥_____による⑧_____作用や⑦_____によるタンパク質を⑨_____やポリペプチドに消化(分解)する作用そして④_____による胃粘膜保護作用がある．胃液は自律神経や消化ホルモンなどにより調節され，交感神経や十二指腸から分泌される⑩_____は胃液の分泌を抑制し，副交感神経や③_____から分泌されるされる⑪_____は促進する．また，胃液の分泌機序は唾液の分泌と同様に，条件反射および味覚刺激による⑫_____相，胃粘膜の刺激による⑬_____相，十二指腸粘膜の化学刺激による⑭_____相などにより胃液が分泌される．

問5　膵液の成分とその機能について

膵液は膵腺から分泌される．膵液の分泌機序は唾液・胃液の分泌と同様に，条件反射および味覚刺激による①_____相，胃粘膜の刺激による②_____相，十二指腸粘膜の化学刺激による③_____相などにより分泌される．また，消化ホルモンなどにより分泌が調節されている．膵液のおもな成分にタンパク質分解酵素である④_____・キモトリプシン・カルボキシペプチターゼ，糖質分解酵素である⑤_____，脂質分解酵素であるリパーゼまたは⑥_____がある．④_____はトリプシノーゲンがエンテロキナーゼにより活性化された物質である．その④_____とキモトリプシンはタンパク質を⑦_____に，カルボキシペプチターゼは⑦_____をアミノ酸に消化(分解)する．⑤_____はデンプンを⑧_____に消化(分解)する．⑥_____は脂肪を⑨_____とグリセリンに消化(分解)する．

問6　胆汁酸(塩)について

胆汁酸(塩)は胆汁成分の1つで，①_____でつくられたのち胆嚢に蓄えられ②_____される．その作用には膵液から分泌される③_____が脂肪の消化を効率的にしやすいように助けるはたらきがある．また脂肪の成分である④_____，脂溶性ビタミン(ビタミンA，D，E，K)，鉄，⑤_____などの吸収を促進する．さらに腸内細菌による⑥_____と発酵の防止作用や⑦_____運動促進作用などがある．

第5章 消化器系

問7 主な消化ホルモンの種類とその機能について

主な消化ホルモンには胃の幽門部粘膜から分泌される①_____，エンテロガストロン，小腸上部粘膜から分泌される②_____，コレシストキニン（パンクレオザイミン），小腸上部粘膜から分泌される③_____，エンテロクリニン，モチリンがある．①_____は塩酸（胃酸）分泌や④_____分泌を促進する．エンテロガストロンは小腸上部粘膜から分泌され，⑤_____の運動や分泌を抑制する．②_____は酵素の少ない④_____の分泌を促進するが，塩酸（胃酸）や⑥_____と⑦_____の運動を抑制する．コレシストキニン（パンクレオザイミン）は上部小腸粘膜から分泌され，酵素の多い④_____の分泌を促進したり，胆汁が貯蔵されている⑧_____を収縮したりする．③_____は小腸での栄養素などの⑨_____を促進する．エンテロクリニンは小腸上部粘膜から分泌され，⑩_____の分泌や運動を促進する．モチリンは小腸上部粘膜から分泌され，⑤_____の消化運動を促進する．

問8 三大栄養素はどこで吸収されて全身に送られるか

タンパク質の低分子である①_____，糖質の低分子である②_____，果糖，ガラクトースは小腸柔突起の③_____で吸収され，内脈を経て④_____に入り一部代謝されるが，残りは④_____から下大静脈を介し心臓に送り込まれる．脂肪の低分子である⑤_____やグリセリンは小腸柔突起の⑥_____で吸収され，胸管を介し⑦_____静脈に入り，上大静脈を通って心臓に送り込まれる．その他水，無機塩類や水溶性ビタミンなどは③_____，脂溶性ビタミンは⑥_____に吸収される．吸収の機序は拡散や⑧_____輸送で行われている．

問9 便意と排便について

糞便が直腸に送られ，直腸内圧が約①_____mmHg以上になると反射的に便意を感じる．これは直腸に走行している②_____神経が刺激され，脊髄を上行し上位中枢である③_____に伝わるためである．さらに直腸に糞便が溜まり直腸内圧が上昇すると排便が起きる．排便は下位中枢である④_____にはたらき，②_____神経を介し直腸の収縮と⑤_____筋の弛緩が生じ，同時に⑥_____神経により⑦_____筋が弛緩させられて起きる．これを⑧_____反射という．排便にはこれらの神経作用だけでなく，横隔膜や⑨_____筋なども使われる．しかし，排便は⑧_____反射が起きると③_____を介して⑥_____神経を興奮させ⑦_____筋を収縮させることによって意識的に止めることができる．

＊消化器系のまとめ

問 10 大腸の消化運動について

代表的な運動に蠕動運動，①_____運動，②_____運動，振子運動がある．蠕動運動は小腸で消化(分解)されなかった食塊，吸収されなかった栄養素などを③_____に送り込むが，②_____運動や振子運動は移送には関与が少ない．①_____運動は盲腸や上行結腸で行われ，上行結腸を上下し④_____の吸収を行う．蠕動運動，②_____運動，振子運動により栄養素を含む食塊は⑤_____結腸→⑥_____結腸→S状結腸へ移送され，この間で④_____が吸収され糞便が形成される．また，胃に食物が入ると，⑤_____結腸からS状結腸に強い蠕動運動が起き腸内容物を直腸に送り込む．この反射を⑦_____という．蠕動運動は1分間に約2回程度であるが，⑦_____ではさらに運動が促進される．大腸の運動は小腸と同様に⑧_____があり，交感神経により運動は⑨_____，迷走神経により⑩_____される．また，ニコチンやプロカインは蠕動運動のみ抑制するが，②_____運動には影響しない．セクレチンは運動を⑨_____する作用がある．

問 11 肝臓の機能について

主な物質代謝を行う．糖代謝では，①_____を合成し貯蔵する作用や，①_____をブドウ糖に分解し②_____を調節する作用がある．タンパク質代謝では，③_____や，フィブリノゲンを産生する作用や組織で発生したアンモニアを④_____により尿素として無毒化処理する作用がある．脂肪代謝では，アセチルCoAから⑤_____を合成する作用やまた，⑤_____を分解し⑥_____ホルモン，プロビタミンD，副腎皮質ホルモンなどを生成する作用がある．アルコール代謝では，アルコールを⑦_____に分解し，さらに水と二酸化炭素まで分解する作用がある．その他の機能として，胆汁酸(塩)などの⑧_____の産生，⑨_____細胞による血球の破壊，⑩_____P450などによる生体防御・⑪_____作用を行う．また，⑫_____やフィブリノゲンなど血液⑬_____物質の生成や逆にヘパリンなどの凝固⑭_____物質の生成を行う．胎児期には血球が肝臓で⑮_____されるが，生後は⑯_____される．肝臓は脾臓同様に⑰_____貯蔵作用や鉄・ビタミンなどの貯蔵も行う．

第6章 体温・代謝

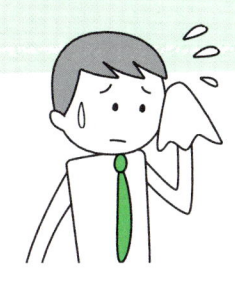

＊おさえておきたい体温・代謝

問1 外殻温度はどれか

( ) 1. 心臓　　( ) 2. 皮膚　　( ) 3. 脳

問2 正しいのはどれか

( ) 1. 体の中心部から表面への熱の移動は，伝導により行われる
( ) 2. 手足の体温は高く，頭部の体温は最も低い
( ) 3. 核心温度は外気温に左右されない

問3 外気温に影響を直接受けることがない温度を何というか

(　　　　　　　　　　)

問4 体温測定部位で最も体温が高い部位はどこか

(　　　　　　　　　　)

問5 体温が最も低いのはどれか

( ) 1. 口腔温　　( ) 2. 腋窩温　　( ) 3. 直腸温

問6 正しいのはどれか

( ) 1. 体温は早朝に最も高く，夕方は最も低い
( ) 2. 睡眠中でも常に体温調節が行われている
( ) 3. 交感神経がはたらくと体温は上昇する

問7 女性特有の体温を何というか

(　　　　　　　　　　)

問8 熱産生量が最も多い器官はどこか

(　　　　　　　　　　)

問9 熱の放散で最も量が多いのは何か

(　　　　　　　　　　)

第6章 体温・代謝

問10 正しいのはどれか

( ) 1. 新生児は外気温に影響を受けやすい
( ) 2. 幼児期から体温は安定する
( ) 3. 女性の方が男性より体温は高い傾向にある

問11 体温調節の最高中枢はどこか

(　　　　　　　　　　　　)

問12 基礎体温について正しいのはどれか

( ) 1. 起床直後，口腔にて測定する
( ) 2. 排卵後は体温が上昇する
( ) 3. 妊娠すると体温は低下する

問13 正しいのはどれか

( ) 1. 体熱の産生量で最も多いのは骨格筋である
( ) 2. 安静時の熱産生量は肝臓が最も多い
( ) 3. 栄養素で熱産生量が最も多いのはタンパク質である

問14 発熱はどこの障害により起きるか

(　　　　　　　　　　　　)

問15 体温を上昇させる，副腎髄質から分泌されるホルモンは何か

(　　　　　　　　　　　　)

問16 体熱の産生に関与するホルモンはどれか

( ) 1. サイロキシン
( ) 2. アセチルコリン
( ) 3. ノルアドレナリン

問17 熱の放散量で少ないのはどれか

( ) 1. 蒸発　　( ) 2. 伝導　　( ) 3. 放射

問18 体温調節に関与しない中枢はどれか

( ) 1. 大脳　　( ) 2. 間脳　　( ) 3. 延髄

* おさえておきたい体温・代謝

Memo

問19 正しいのはどれか

( )1. 皮膚では温受容器が冷受容器に比べ分泌密度が高い
( )2. 血液温が高いときは，放射より蒸発が促進されている
( )3. 体温の下限は30℃前後である

問20 発汗を起こす神経は何か

(　　　　　　　　　　)

問21 体温調節に関与する汗腺は何か

(　　　　　　　　　　)

問22 正しいのはどれか

( )1. インターフェロンは，体温調節中枢にはたらき発熱を引き起こす
( )2. 発熱時は皮膚血管は拡張している
( )3. 発熱時は基礎代謝量は低下している

問23 誤っているのはどれか

( )1. アセチルコリンにより発汗は促進する
( )2. アポクリン腺は体温調節に関与している
( )3. 温熱性発汗は体温調節に関与する

問24 発汗中枢はどこか

(　　　　　　　　　　)

問25 うつ熱について誤っているのはどれか

( )1. 発熱とは異なる
( )2. 放散障害により発症する
( )3. 発汗がみられる

問26 汗の成分について正しいのはどれか

( )1. 汗は血漿より低張である
( )2. 汗のpHは通常アルカリ性である
( )3. 汗の食塩濃度は尿のそれより高い

第6章 体温・代謝

問27 外気温に関係なく手のひら，足の底，脇にだけ現れる発汗を何というか

（　　　　　　　　　　　　　　　）

問28 身体の一側の皮膚の圧迫によって，反対側の発汗の促進がみられることを何というか

（　　　　　　　　　　　　　　　）

問29 誤っているのはどれか

（　）1. アミノ酸の基本構造はC，O，N，Hからなる化合物である
（　）2. トリプトファンは必須アミノ酸である
（　）3. タンパク質は多数のアミノ酸のグリコシド結合により構成されている

問30 多糖類は何結合により構成されているか

（　　　　　　　　　　　　　　　）

問31 正しいのはどれか

（　）1. 糖質はC，O，Hからなる化合物である
（　）2. 麦芽糖はブドウ糖と果糖からなる二糖類である
（　）3. グリコーゲンは単糖類がペプチド結合に連なった多糖類である

問32 誤っているのはどれか

（　）1. 中性脂肪はグリセロール：脂肪酸の割合が1：3の化合物である
（　）2. 必須脂肪酸にアラキドン酸がある
（　）3. 脳や神経組織はリン脂質から構成されている

問33 ロドプシンの生成に必要なビタミンは何か

（　　　　　　　　　　　　　　　）

問34 血液凝固因子プロトロンビンの生成に必要なビタミンは何か

（　　　　　　　　　　　　　　　）

* おさえておきたい体温・代謝

問35 正しいのはどれか

( ) 1. 解糖はブドウ糖を乳酸にする過程で，ミトコンドリア内で行われる
( ) 2. クエン酸回路（TCA回路）での最終生成物はH_2OとCO_2である
( ) 3. 糖新生はブドウ糖をグリコーゲンにする過程である

問36 誤っているのはどれか

( ) 1. αケトグルタル酸は，アラニンからアミノ基を受け取ると，グルタミン酸になる
( ) 2. チロシンは脱炭酸反応を受けると，ドパミンとなる
( ) 3. 尿素回路は尿素をアンモニアにする回路で，主に腎臓で行われる

問37 血管のコラーゲンを合成し，抗壊血病因子と呼ばれるビタミンは何か

(　　　　　　　　　　　　　)

問38 無酸素状態でブドウ糖が乳酸まで分解されることを何というか

(　　　　　　　　　　　　　)

問39 ミトコンドリア内でブドウ糖を酸化する回路を何というか

(　　　　　　　　　　　　　)

問40 誤っているのはどれか

( ) 1. 糖代謝障害によりアセチルCoAからケトン体が生成される
( ) 2. ケトン体にはアセト酢酸，β-ヒドロキシ酪酸，アセトンがある
( ) 3. 血中に過剰にケトン体が増えると，アルカローシスとなる

問41 アミノ酸をブドウ糖にする過程を何というか

(　　　　　　　　　　　　　)

第6章 体温・代謝

問42 誤っているのはどれか

( ) 1. 脂肪酸はミトコンドリアでβ酸化により分解される
( ) 2. インスリンは脂肪の分解を促進し、血中の脂肪酸を増加させる
( ) 3. コレステロールは肝臓でアセチルCoAから合成される

問43 正しいのはどれか

( ) 1. キロミクロンは吸収した中性脂肪やコレステロールを運搬する
( ) 2. 低比重リポタンパク質(LDL)は中性脂肪やコレステロールを末梢血管から肝臓に運搬する
( ) 3. 高比重リポタンパク質(HDL)は中性脂肪やコレステロールを肝臓から末梢血管に運搬する

問44 ドパミン、アドレナリン、セロトニンなどを総称して何と呼ぶか

(   )

問45 アンモニアは肝臓でどの様な形で処理されるか

(   )

問46 誤っているのはどれか

( ) 1. DNAは核酸である
( ) 2. RNAを構成する塩基にチミンがある
( ) 3. プリン体の最終生成物は尿酸である

問47 末梢血管のコレステロールなどを肝臓に運搬するリポタンパク質を何というか

(   )

問48 生命を維持するうえで必要な最小限のエネルギーを何というか

(   )

* おさえておきたい体温・代謝

Memo

問 49 誤っているのはどれか

( ) 1. 基礎代謝率は体表面積に影響する
( ) 2. 特異動的作用は脂質が最も大きい
( ) 3. エネルギー代謝率は体格に関係なく，作業の強度を表すものである

問 50 労働やスポーツの運動・作業の強度を表すのは何か

(   )

第6章 体温・代謝

＊体温・代謝のまとめ

問1　体温について

体温とは身体内部の温度を意味しているが，外気温に影響を直接受けることがない⑴＿＿＿＿温度と受けやすい⑵＿＿＿＿温度とに分かれている．⑴＿＿＿＿温度は心臓，脳，その他の内臓系の身体内部の温度，⑵＿＿＿＿温度は身体外層部の温度で皮膚を表す．⑴＿＿＿＿温度は実際には測定できないので，間接的に測定されている．測定部位は鼓膜温，口腔温，⑶＿＿＿＿温，⑷＿＿＿＿温などがあるが，最も日常的に使用されているのは⑶＿＿＿＿温である．測定部位によって体温の差があり，⑷＿＿＿＿温＞口腔温・鼓膜温＞⑶＿＿＿＿温の順に高い．また体温は年齢差，個人差，日差などがある．

問2　基礎体温について

女性特有の体温で，朝，覚醒直後，起床前臥位，測定部位は⑴＿＿＿＿である．排卵後から次の月経まで体温は⑵＿＿＿＿し，月経とともに⑶＿＿＿＿する．しかし，妊娠した場合は⑷＿＿＿＿温が維持される．それは⑸＿＿＿＿ホルモン分泌により代謝が促進するためといわれている．

問3　体温のバランスについて

体温を一定に保つためには体熱の産生と放散のバランスが重要である．熱産生量が最も多いのは⑴＿＿＿＿，次いで⑵＿＿＿＿，心臓，腎臓などが続く．体熱の産生に関与する因子は，筋肉運動，基礎代謝量，⑶＿＿＿＿作用などがある．一方，熱の放散に関与する因子は順に，⑷＿＿＿＿，次いで伝導と⑸＿＿＿＿そして蒸発である．蒸発以外は外気温が皮膚温よりも⑹＿＿＿＿ことが条件である．また，蒸発には発汗と無意識的に皮膚や肺から蒸発する⑺＿＿＿＿などがある．

* 体温・代謝のまとめ

問 4　体温を上げるときについて

生体と外気温に温度差が生じると，皮膚と粘膜にある温受容器と冷受容器により感知され，生体内部は間脳の①_____または延髄，②_____にある③_____により感知される．外気温や血液温が低いときは④_____が促進する．冷熱刺激により間脳の①_____の体温中枢が感知し，⑤_____神経による立毛筋や皮膚毛細血管の⑥_____により体表からの放熱量を抑制する．また，アドレナリン，甲状腺から分泌される⑦_____，副腎皮質から分泌される⑧_____などにより骨格筋や⑨_____の代謝を促進し，体温を上げている．体温が上昇すると寒気がするのは骨格筋の作用，心拍数が増すのは⑩_____の作用による．

問 5　発汗について

発汗を起こすためには，発汗中枢，発汗神経，汗腺および汗腺に分布する①_____の4者の存在が必要である．発汗中枢は間脳の②_____にあり，左右対称的に存在する．発汗神経は③_____神経だけが走行し，神経から分泌される物質はアセチルコリンである．そのため，この神経を④_____神経と呼んでいる．汗腺にはアポクリン腺と⑤_____腺がある．アポクリン腺は⑥_____腺ともいい，分泌量が少なく⑦_____期になって分泌が始まり，体温調節には関係ないが，脂肪やタンパクなどに富んでいるので特有な臭気を発する．⑤_____腺は体温調節に関与している．この腺は全身の皮膚に分布しており，その総数は200〜300万と推定されている．

問 6　発汗の種類について

発汗種類	発汗条件	発汗箇所
①_____発汗	気温の高いとき，筋肉運動	全身
②_____発汗	精神的興奮	手のひら，足の底，脇
③_____発汗	酸味や辛味などの味覚刺激	顔面

第6章 体温・代謝

問7 糖質について

生命活性のエネルギー源である糖質は①_____とも呼ばれ，その種類には②_____，③_____，④_____がある．②_____にはブドウ糖，果糖，ガラクトースなどがあり，③_____には⑤_____（ブドウ糖＋果糖），⑥_____（2分子ブドウ糖），⑦_____（ブドウ糖＋ガラクトース）などがある．また，④_____にはグリコーゲン，デンプン，セルロースなどがある．二糖類以上は②_____が⑧_____結合により構成されている．④_____で筋肉や肝臓での貯蔵糖である⑨_____や栄養源である⑩_____などは種々の酵素により⑪_____糖まで分解され，重要なエネルギー源になっている．

問8 脂質（脂肪）について

脂肪には，中性脂肪・コレステロールなどがある．中性脂肪は①_____とグリセリンが3:1で②_____結合したものである．①_____の一部は筋肉や脂肪組織に貯蔵され，グリセリンの一部は③_____に貯蔵される．①_____には動物脂肪に多い④_____と植物脂肪に多い⑤_____がある．コレステロールは肝臓で代謝を受け⑥_____系ホルモンやビタミン⑦_____の前駆体，胆汁成分，生体膜の素材となる．

問9 タンパク質について

タンパク質は，アミノ酸が多数①_____結合によって構成されている．アミノ酸は，アミノ基と②_____からなり20種類ある．必須アミノ酸は，成人では9種類（メチオニン・③_____・リジン・④_____・イソロイシン・ロイシン・⑤_____・スレオニン・⑥_____）あり，小児ではさらに⑦_____が加わった10種類ある．タンパク質は酵素・ヘモグロビン・免疫での抗体・ホルモン・からだの構成成分である．しかし熱や化学物質などに弱く⑧_____を起こす．

問10 核酸について

核酸にDNAとRNAがある．DNAの構成はリン酸，糖，有機塩基である．糖は①_____，そして有機塩基はプリン体であるアデニンと②_____，ピリミジン体であるシトシンと③_____である．RNAの構成はリン酸，糖，有機塩基である．糖は④_____，そして有機塩基はプリン体であるアデニンと②_____，ピリミジン体であるシトシンと⑤_____である．これらの構成単位は⑥_____と呼ばれている．DNAやRNAは遺伝情報の保持や発現に関与している．

＊体温・代謝のまとめ

問11 脂溶性ビタミンについて

脂溶性ビタミンにはA，D，E，Kなどがある．ビタミンAは杆体細胞にある①_____の構成成分である．欠乏症には②_____などがある．ビタミンDは小腸や腎尿細管での③_____の吸収や再吸収を促進し血中③_____濃度を上昇させる．欠乏症には④_____などがある．ビタミンEは⑤_____作用をもち，過酸化脂質の形成や発ガン物質の生成を抑制する．欠乏症はヒトの未熟児では⑥_____などが確認されている．ビタミンKは血液凝固因子である⑦_____の形成に関与している．欠乏症には⑧_____傾向がある．

問12 水溶性ビタミンについて

水溶性ビタミンにはB群，Cがある．ビタミンB_1は，糖質代謝，①_____代謝に関与し，欠乏症には②_____などがある．ビタミンB_2は糖質代謝・③_____代謝・アミノ酸代謝，エネルギー代謝に関与し，欠乏症には④_____などがある．ビタミンB_6は⑤_____代謝に関与し，欠乏症には⑥_____などがある．ビタミンB_{12}はアミノ酸代謝に関与し，欠乏症には⑦_____などがある．ナイアシン（ニコチン酸）は生体酸化作用を行い，欠乏症には⑧_____が認められる．葉酸は核酸の⑨_____やピリミジン塩基の合成や，アミノ酸代謝に関与し，欠乏症は⑩_____が起きる．ビタミンCは⑪_____代謝・アミノ酸代謝に関与し，欠乏症には⑫_____などがある．

> ビタミンが不足するとさまざまな症状がでてしまう．
> ビタミンAの欠乏：角膜乾燥症，皮膚などの角化など
> ビタミンDの欠乏：骨軟化症，骨の発育不全など
> ビタミンEの欠乏：血小板増多，浮腫など
> ビタミンB_1の欠乏：多発神経炎，ウェルニッケ脳症など
> ビタミンB_2の欠乏：口唇炎，舌炎，口角びらんなど
> ビタミンCの欠乏：皮下出血，関節の腫脹など

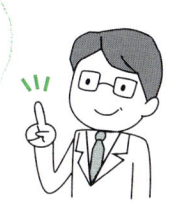

問13 解糖とクエン酸回路について

解糖とは酸素を必要としない嫌気的解糖を示し，ブドウ糖を①_____にする過程で，②_____内で行われる．種々の酵素により最終的に①_____が生成される．この間に1分子のブドウ糖から最終的には③_____分子のATPを生成する．一方，酸素を必要とする好気的解糖をクエン酸回路，または④_____回路ともいい，この回路は⑤_____内で行われ，最終的にはGTP，⑥_____，⑦_____まで分解され，人体に必要なエネルギー（ATP）を産生する．

第6章 体温・代謝

問 14 ペントースリン酸回路・糖新生について

ペントースリン酸回路は①_____の途中から分かれてペントースリン酸回路に入り，脂質の構成成分である②_____やステロイド，RNAの成分である③_____をつくり，再び①_____に還る過程である．一方，糖新生は糖以外の種々の物質を④_____にする過程で，この反応は解糖系を逆反応する．糖新生は肝臓や⑤_____で盛んに行われ，特に肝臓では血糖値を調節したりするが，この反応は副腎皮質から分泌される⑥_____により促進される．

問 15 アミノ基転移反応について

アミノ基転移反応はグルタミン酸のアミノ基を①_____に移動する反応で，その際転移酵素が必要となる．グルタミン酸のアミノ基がピルビン酸に転移すると新しいアミノ酸，②_____となるが，そのときの転移酵素は③_____である．また，アミノ基がオキサロ酢酸に転移すると新しいアミノ酸，④_____となり，そのときの転移酵素は⑤_____である．

問 16 脱炭酸反応（脱カルボキシル基反応）について

脱炭酸反応はアミノ酸の①_____がアミノ酸脱炭酸酵素により遊離され，②_____となる反応である．例えば，チロシンはドパミンや③_____に，トリプトファンは④_____に，ヒスチジンは⑤_____に変わる．これらの物質は生体アミンと呼ばれている。

問 17 アンモニアの処理について

アミノ酸のアミノ基はアミノ基転移反応により遊離され，酵素によりアンモニアとなる．アンモニアはグルタミン酸と反応し，無害なグルタミンとして血液中に入り，①_____と②_____で処理される．①_____に入ったグルタミンはグルタミン分解酵素によりグルタミン酸とアンモニアに分解され，アンモニアは③_____を介し尿素となり，血液を介し②_____から排泄される．一方，②_____に入ったグルタミンは酵素によりグルタミン酸とアンモニアに分解され，アンモニアは尿として排泄される．

＊体温・代謝のまとめ

問18　アミノ酸から糖質・脂質への転換について

アミノ酸はアミノ基が分離すると糖や脂肪へ転換される．アラニンなどは糖に転換される①＿＿＿＿＿アミノ酸と呼ばれる．ロイシンは脂肪へ転換される②＿＿＿＿＿アミノ酸と呼ばれる．またイソロイシンなどは①＿＿＿＿＿アミノ酸と②＿＿＿＿＿アミノ酸の両方に転換できるアミノ酸である．

問19　脂質代謝について

食物として摂取する脂質（脂肪）の大部分は①＿＿＿＿＿脂肪である．脂肪は膵リパーゼと胆汁の助けにより②＿＿＿＿＿とグリセリンに分解され，小腸から吸収される．吸収されると小腸上皮細胞内で②＿＿＿＿＿とグリセロールから①＿＿＿＿＿脂肪に再合成され，コレステロール，タンパク質，リン脂質などと結合し，③＿＿＿＿＿としてリンパ管を経て血液に入る．血液から吸収された②＿＿＿＿＿はミトコンドリアに入り，④＿＿＿＿＿酸化によりアセチルCoA，NADH，FADH₂となり，アセチルCoAは⑤＿＿＿＿＿回路に，NADHとFADH₂は⑥＿＿＿＿＿に直接入りATPに生成される．一方，グリセリンは⑦＿＿＿＿＿に入りピルビン酸を経て⑤＿＿＿＿＿回路に入ってATPとなる．

問20　コレステロール代謝について

コレステロールは肝臓で①＿＿＿＿＿から合成される内因性コレステロールと，食物から摂取する外因性コレステロールがある．内因性コレステロールは②＿＿＿＿＿組織に多く含まれ，その他肝臓，血中，胆汁中にある．コレステロールは肝臓で代謝を受け，性ホルモンや副腎皮質ホルモンなどの③＿＿＿＿＿ホルモンやビタミン④＿＿＿＿＿の前駆体，胆汁成分，生体膜の素材となる．

問21　プリン塩基の分解について

核酸が分解されると，糖成分，有機塩基成分，①＿＿＿＿＿に分解される．有機塩基成分のうちプリン体の②＿＿＿＿＿と③＿＿＿＿＿は最終的に④＿＿＿＿＿となる．④＿＿＿＿＿の血中基準値は7mg／dLである．④＿＿＿＿＿は水に溶けにくいため，血中濃度が高いと結晶が析出され，⑤＿＿＿＿＿の原因となる．一方，ピリミジン塩基が分解されると，水溶性の代謝物である⑥＿＿＿＿＿やβ-アミノイソ酪酸が産生され，特別な蓄積はなく尿中に排泄される．

第6章 体温・代謝

問22 リポタンパク質について

血液中の中性脂肪やコレステロールは①_____と結合しリポタンパク質となる．リポタンパク質は比重の違いによりキロミクロン，②_____リポタンパク質(VLDL)，③_____リポタンパク質(LDL)，④_____リポタンパク質(HDL)となって血中に存在する．キロミクロンには中性脂肪が多く，コレステロールは少ない．VLDLやLDLは主に⑤_____で蓄積されていたコレステロールを含む脂質を⑥_____に運搬するので，これらのリポタンパク質は⑦_____とも呼ばれている．HDLは⑥_____のコレステロールなどを⑤_____に運搬する役割があるので⑧_____とも呼ばれている．

問23 基礎代謝率(BMR)について

基礎代謝率とは体液循環，呼吸，①_____の生成，②_____維持など，生命を維持するうえで必要な最小限のエネルギーを表す．基礎代謝率は，③_____や性別などが影響する．③_____は体重と④_____から算出されるので，基礎代謝率は⑤_____性の方が⑥_____性より高く，やせたヒトより肥満のヒトの方が⑦_____い．また年齢において，成長期はエネルギーを大量に必要とするので，低年齢や思春期のヒトの方が成人より⑦_____い値を示す．基礎代謝が使われている身体の部分は，⑧_____が最も多く，次いで肝臓，⑨_____，腎臓，心臓の順になる．

第7章 泌尿器系

✽ おさえておきたい泌尿器系

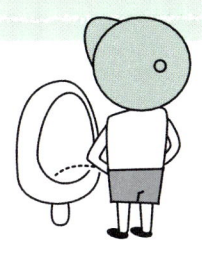

Memo

問1 誤っているのはどれか

( ) 1. 腎臓の位置は第11胸椎から第3腰椎の高さで，右腎は左腎よりやや高い
( ) 2. 腎単位（ネフロン）は一側の腎臓に約100万個ある
( ) 3. 糸球体は糸球体嚢（ボーマン嚢）内にある

問2 腎小体と尿細管を合わせて何というか

(　　　　　　　　　　)

問3 腎小体を構成するのは糸球体嚢（ボーマン嚢）と何か

(　　　　　　　　　　)

問4 腎臓の機能で誤っているのはどれか

( ) 1. 血糖値を一定に保つ
( ) 2. 体液量を一定に保つ
( ) 3. 血圧を維持する

問5 糸球体濾過量（GFR）を規定する因子について誤っているのはどれか

( ) 1. 糸球体毛細血管圧
( ) 2. ボーマン嚢内圧
( ) 3. 尿細管圧

問6 糸球体の主な機能は何か

(　　　　　　　　　　)

問7 糸球体で濾過されない物質はどれか

( ) 1. アルブミン
( ) 2. アミノ酸
( ) 3. 尿素

第7章 泌尿器系

問8 尿細管での主な機能は物質の再吸収と何か

（　　　　　　　　　　　　　）

問9 近位尿細管について正しいのはどれか

（　）1．内液の浸透圧は，血漿より高い高張尿である
（　）2．ブドウ糖は選択的に再吸収される
（　）3．アミノ酸が分泌される

問10 糸球体濾過量（GFR）について誤っているのはどれか

（　）1．1日約150〜160Lである
（　）2．腎血漿流量（RPF）の約1／5である
（　）3．尿量から求められる

問11 水分の再吸収に関与するホルモンは何か

（　　　　　　　　　　　　　）

問12 腎血流量が不足し酸素供給が低下したときに分泌されるホルモンは何か

（　　　　　　　　　　　　　）

問13 ブドウ糖は主に尿細管のどの部分で再吸収されるか

（　　　　　　　　　　　　　）

問14 ヘンレループについて正しいのはどれか

（　）1．Na^+はNa-KATPaseにより再吸収される
（　）2．K^+の分泌がある
（　）3．内液の浸透圧は，血漿より低い低張尿である

問15 近位尿細管におけるCa^{2+}の再吸収を促進するビタミンは何か

（　　　　　　　　　　　　　）

問16 尿細管でアミノ酸がほぼ100％再吸収されるのはどこか

（　　　　　　　　　　　　　）

*おさえておきたい泌尿器系

問17 遠位尿細管について誤っているのはどれか

( ) 1. Na^+の再吸収が促進される
( ) 2. 内液の浸透圧は，血漿より高い高張尿である
( ) 3. アンモニアが拡散により分泌される

問18 集合管について誤っているのはどれか

( ) 1. 尿素とK^+の分泌が行われる
( ) 2. 内液の浸透圧は，血漿より低い低張尿である
( ) 3. 抗利尿ホルモンにより水分の再吸収が行われる

問19 H^+を分泌するのは近位尿細管，遠位尿細管ともう1つはどこか

(　　　　　　　　　　)

問20 排尿中枢はどこか

(　　　　　　　　　　)

問21 尿細管に関与しないホルモンはどれか

( ) 1. 副腎髄質ホルモン
( ) 2. 副腎皮質ホルモン
( ) 3. 上皮小体ホルモン

問22 正しいのはどれか

( ) 1. 原尿の大部分は水分で，尿細管で約90％，集合管で約9％血管に再吸収される
( ) 2. 尿タンパクがでるのは尿細管でのタンパクの分泌によるものである
( ) 3. 高度の血圧上昇により無尿となることがある

問23 排尿に関与する副交感神経は何か

(　　　　　　　　　　)

問24 アンギオテンシンを活性化するホルモンは何か

(　　　　　　　　　　)

第7章 泌尿器系

問25 尿量を減少させるのはどれか

( ) 1. カフェイン
( ) 2. バソプレッシン
( ) 3. フロセミド

問26 正しいのはどれか

( ) 1. 腎血流量は1分間当たり約5,000mLである
( ) 2. 糸球体濾過量(GFR)は1分間当たり約550mLである
( ) 3. 腎から分泌されるレニンはアンギオテンシンを活性化する

問27 アンギオテンシンⅡが刺激する内分泌腺はどこか

(　　　　　　　　　　　)

問28 1日の尿量が500mL以下となった状態を何というか

(　　　　　　　　　　　)

問29 腎臓の機能について誤っているのはどれか

( ) 1. 水の再吸収にはバソプレッシンが関与している
( ) 2. ブドウ糖の再吸収にはインスリンが関与している
( ) 3. Na^+の再吸収にはアルドステロンが関与している

問30 正しいのはどれか

( ) 1. 糸球体濾過量(GFR)はクレアチニンのクリアランス法で求められる
( ) 2. 腎血漿流量(RPF)はイヌリンのクリアランス法で求められる
( ) 3. ブドウ糖のクリアランスは約100mLである

問31 遠位尿細管でCa^{2+}の再吸収を促進するホルモンは何か

(　　　　　　　　　　　)

問32 ブドウ糖のクリアランス値は何mL／分か

(　　　　　　mL／分　)

* おさえておきたい泌尿器系

Memo

問33 血漿中のある物質の濃度をP，尿中の濃度をU，尿量を毎分VmLとするとクリアランス(C)の式は

（　　　　　　　　　　　）

問34 誤っているのはどれか

（　）1. 排尿反射の中枢は仙髄にある
（　）2. 膀胱を収縮させる神経は骨盤神経である
（　）3. 尿意は800mL以上で感じる

問35 尿中に含まれないのはどれか

（　）1. 尿素　　（　）2. クレアチン　　（　）3. 尿酸

問36 尿意を感じるのは，膀胱に何mLの尿が溜まったときか

（　約　　　　　　　　　mL　）

問37 腎臓で活性化されるビタミンはどれか

（　）1. ビタミンA
（　）2. ビタミンC
（　）3. ビタミンD

問38 糸球体で濾過され，尿細管で再吸収・分泌される物質はどれか

（　）1. グルコース
（　）2. クレアチニン
（　）3. 尿素

問39 Na^+の再吸収を抑制するホルモンは何か

（　　　　　　　　　　　）

問40 Na^+の再吸収とK^+の排泄を促進するホルモンは何か

（　　　　　　　　　　　）

問41 レニンについて誤っているのはどれか

（　）1. 糸球体嚢で分泌される
（　）2. 腎動脈の血圧が低下したとき放出される
（　）3. アンギオテンシノーゲンを活性化する

第7章 泌尿器系

問42 排尿を止める神経は何か

（　　　　　　　　　　　　　　）

問43 尿の色を決める物質は何か

（　　　　　　　　　　　　　　）

問44 アンギオテンシンⅡによって起きる作用は何か

（　　　　　　　　　　　　　　）

問45 排尿時の作用について誤っているのはどれか

（　）1．骨盤神経の興奮
（　）2．下腹神経の興奮
（　）3．陰部神経の抑制

問46 尿中の固形物で最も多いのは何か

（　　　　　　　　　　　　　　）

問47 尿のpHはいくつか

（　　　　　〜　　　　　　）

問48 誤っているのはどれか

（　）1．尿量が3L／日以上になると多尿である
（　）2．尿量が1,500mL／日は正常である
（　）3．尿量が100mL／日以下は乏尿である

問49 正しいのはどれか

（　）1．心房性ナトリウム利尿ペプチドはNa^+の再吸収を抑制する
（　）2．Na^+は遠位尿細管でほとんど再吸収される
（　）3．ヘンレループではNa^+の再吸収はない

問50 尿について誤っているのはどれか

（　）1．尿の約5％は固形成分である
（　）2．尿比重は血液のそれより低い
（　）3．尿中に赤血球や白血球が含まれることがある

＊泌尿器系のまとめ

問1 糸球体のはたらきについて

糸球体は血液の①_____成分の濾過を行う．濾過は糸球体での毛細血管圧・②_____・ボーマン嚢内圧の差により行われる．水や低分子の物質は濾過されるが，③_____質の高分子や④_____成分は濾過されない．濾過された液体は⑤_____として尿細管に入る．腎臓の血液量は約1,000mL／分なので，そのうち①_____量は550mL（1,000mL×55%）である．濾過される量は20%であるから，⑥_____は約110mL／分となる．

問2 尿細管のはたらきについて

尿細管は近位尿細管，①_____，遠位尿細管からなる．近位尿細管では主に②_____やNa⁺，K⁺，Ca²⁺など約80%，③_____やアミノ酸など100%を血管に再吸収する．また，有害な④_____や尿酸，パラアミノ馬尿酸（PAH）などを分泌する．内液の浸透圧は⑤_____張尿である．①_____では②_____の約15%，無機塩類などが血管に再吸収される．内液の浸透圧は⑥_____張尿である．遠位尿細管では②_____の約5%とNa⁺，そして緩衝系としてはたらく⑦_____などの再吸収があり，pHの維持に重要な⑧_____などが分泌される．内液の浸透圧は⑨_____張尿である．

問3 腎とホルモンについて

尿細管でのNa⁺の再吸収やK⁺の分泌には副腎皮質から分泌される①_____，Ca²⁺の再吸収やH⁺の分泌には上皮小体から分泌される②_____が関与している．また，糸球体や遠位尿細管ではレニン－アンギオテンシン系により血圧上昇作用と副腎皮質から分泌される①_____の分泌促進を行う．集合管での水分の再吸収には下垂体後葉から分泌される③_____，さらにNa⁺の再吸収を抑制し，Na⁺の排泄を増加させる④_____がある．一方，腎血流量が不足し酸素供給が低下したときに尿細管周囲の線維細胞から放出される⑤_____と呼ばれるホルモンは，赤血球の増加を促進する．

第7章 泌尿器系

問4 腎クリアランスについて

クリアランスとは，腎臓の①＿＿＿＿＿を表している．血漿中のある物質の濃度をP（mg／mL），尿中の濃度をU（mg／mL），1分間の尿量をVmLとすると，クリアランスCはC＝（②＿＿＿×③＿＿＿）／④＿＿＿となる．糸球体の濾過のみで排泄されるイヌリンや⑤＿＿＿＿＿のC値は90〜120mL／分，濾過と尿細管で再吸収される⑥＿＿＿＿＿のC値は0mL／分，濾過と尿細管から分泌される⑦＿＿＿＿＿のC値は約600mL／分，濾過と再吸収と分泌される⑧＿＿＿のC値は約70mL／分である．

問5 蓄尿について

膀胱内に尿がたまると，その情報が感覚性の①＿＿＿神経（副交感神経）を介し脊髄の排尿中枢である②＿＿＿に伝えられ，興奮が大脳皮質へ達し尿意を感じる．同時に腰髄から③＿＿＿神経（交感神経）を介し膀胱を④＿＿＿させ，内尿道括約筋を⑤＿＿＿させる．同時に大脳皮質からの刺激により⑥＿＿＿神経（脊髄神経）がはたらき外尿道括約筋の⑤＿＿＿が高まる．そのため，膀胱内圧があまり上昇せずある程度尿を蓄積できる．これが蓄尿である．

問6 排尿について

膀胱内に尿が蓄積し尿意が最大に高まると，排尿中枢（延髄）の興奮が高まり，①＿＿＿神経（副交感神経）を刺激し膀胱を②＿＿＿させ，内尿道括約筋を③＿＿＿させる．同時に④＿＿＿神経（交感神経）と⑤＿＿＿神経（脊髄神経）の活動は低下し，内・外尿道括約筋が③＿＿＿して排尿が起きる．これが排尿反射である．排尿は大脳皮質を介して⑤＿＿＿神経（脊髄神経）を興奮させ，外尿道括約筋（骨格筋）を②＿＿＿させることによってある程度意識的に止めることもできる．

問7 尿・排尿の異常について

尿の正常色は無色透明〜むぎわら色であるが，赤色になると①＿＿＿やヘモグロビン尿が考えられる．尿中にアルブミンがでる②＿＿＿＿，ブドウ糖がでる③＿＿＿などがあり，その他に異常尿として尿中に白血球，胆汁色素，アセトン体などがみられる．尿がでない状態を④＿＿＿，尿量が100mL／日以下を⑤＿＿＿，400mL／日以下を⑥＿＿＿，2,500mL／日以上を⑦＿＿＿とそれぞれいう．また，1日の排尿の回数が多いことを⑧＿＿＿といい，意思に反して尿が漏れでてしまうことを⑨＿＿＿という．

第8章 生殖器系

＊おさえておきたい生殖器系

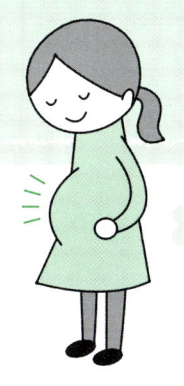

Memo

問1 正しいのはどれか

( ) 1. 男性の生殖器は骨盤内にある
( ) 2. 精巣は陰嚢内に左右1個ずつある
( ) 3. 精管は尿管に開口する

問2 卵巣はからだのどこにあるか

(　　　　　　　　　　　　)

問3 男性生殖器は発生の段階でどの一部が発達したものか

(　　　　　　　　　　　　)

問4 正しいのはどれか

( ) 1. 卵巣は左右1個ずつある
( ) 2. 卵管は管状の器官で，運動性は乏しい
( ) 3. 膣は外尿道口の上部に位置する

問5 女性生殖器は発生の段階でどの一部が発達したものか

(　　　　　　　　　　　　)

問6 生殖細胞の分裂の仕方は何か

(　　　　　　　　　　　　)

問7 正しいのはどれか

( ) 1. 性腺が未分化の時期では，男女ともミュラー管とウォルフ管が認められる
( ) 2. 精巣上体はミュラー管から形成される
( ) 3. Y染色体があるとウォルフ管は退化する

問8 インヒビンは何ホルモンの作用を抑制するか

(　　　　　　　　　　　　)

第8章 生殖器系

問9 正しいのはどれか
( ) 1. ヒトの染色体は46本あり，22対の常染色体と1対の性染色体からなる
( ) 2. 精子の染色体はYYである
( ) 3. 卵子の染色体はXXである

問10 卵子と精子に共通する性染色体は何か
(　　　　　　　　　　　)

問11 セリトリ細胞について誤っているのはどれか
( ) 1. 精母細胞や精子に栄養を与える
( ) 2. 精子の精細管腔への放出を促進する
( ) 3. インヒビンを産生し，男性ホルモンの作用を促進する

問12 精子形成と男性ホルモンを分泌する器官を何というか
(　　　　　　　　　　　)

問13 精子をつくる精細胞はどこにあるか
(　　　　　　　　　　　)

問14 誤っているのはどれか
( ) 1. ライディッヒ細胞(間質細胞)からテストステロンが分泌される
( ) 2. テストステロンはLHとFSHの分泌を促進する
( ) 3. テストステロンは精子形成を促進する

> それぞれの略称を覚えておこう．
> LH→黄体形成ホルモン(luteinizing hormone)
> FSH→卵胞刺激ホルモン(follicle stimulating hormone)

問15 精母細胞に栄養を与える細胞を何というか
(　　　　　　　　　　　)

*おさえておきたい生殖器系

Memo

問16 誤っているのはどれか

( ) 1. 精子は精巣にある精細管でできる
( ) 2. 精巣上体で精子は運動能と受精能を獲得する
( ) 3. 精子は精囊でエネルギー源である脂肪を供給する

問17 誤っているのはどれか

( ) 1. 尿道球腺（カウパー腺）は粘液を分泌し，精子を保護するなどの役割を果たす
( ) 2. 前立腺は酸性の液体を分泌し，精子の運動を促進する
( ) 3. 精液で最も分泌量が多いのは精囊腺である

問18 男性ホルモンは何細胞で生成されるか

(　　　　　　　　　　)

問19 精液を分泌するのは，精囊腺，尿道球腺ともう1つは何か

(　　　　　　　　　　)

問20 正しいのはどれか

( ) 1. 精子の体部には染色体が含まれている
( ) 2. 射精反射の中枢は尾髄にある
( ) 3. 勃起の中枢は仙髄にある

問21 正しいのはどれか

( ) 1. 卵子は原始卵胞から生成される
( ) 2. 一生で生殖可能な卵子は約1万個ある
( ) 3. 1個の母細胞から減数分裂により4個の卵子が生成される

問22 勃起を抑制する神経は何か

(　　　　　　　　　　)

問23 月経から排卵までおよそ何日か

(　　　　　　　　　　)

第8章 生殖器系

問24 正しいのはどれか

( ) 1. 女性の月経周期は平均28日である
( ) 2. 卵巣周期の卵胞期と月経周期の分泌期は一致する
( ) 3. 基礎体温は卵胞期に高く，黄体期に低い

問25 卵巣周期の黄体期は月経周期のどの時期と一致するか

(　　　　　　　　　　　　)

問26 卵巣周期において月経開始日から排卵が起きるまでの時期を何というか

(　　　　　　　　　　　　)

問27 排卵について正しいのはどれか

( ) 1. エストロゲンの血中濃度が増大し，FSHの血中濃度が低下すると排卵となる
( ) 2. LHの作用により排卵が起きる
( ) 3. 排卵後はLHとFSHの血中濃度は増大する

問28 誤っているのはどれか

( ) 1. 卵母細胞は一次卵胞，二次卵胞を経て，グラーフ卵胞(成熟細胞)となる
( ) 2. 卵胞は排卵後，黄体となる
( ) 3. 卵胞からエストロゲンとプロゲステロン(黄体ホルモン)が分泌される

問29 排卵時に著明に分泌されるホルモンは何か

(　　　　　　　　　　　　)

問30 誤っているのはどれか

( ) 1. 総月経量は40〜100mLで約75%は動脈血である
( ) 2. 月経時は機能層と基底層が剥離する
( ) 3. 月経終了後，粘膜は基底層から再生する

✻ おさえておきたい生殖器系

問 31 誤っているのはどれか

( ) 1. 精子の生存期間は女性体内で24〜48時間である
( ) 2. 卵子は排卵後3日以内でないと受精が成立しない
( ) 3. 受精卵は約1週間かけて子宮内に到着する

問 32 基礎体温を上昇させるホルモンは何か

(　　　　　　　　　　　　　　)

問 33 誤っているのはどれか

( ) 1. 受精は膨大部で起き，線毛上皮の運動と卵管の蠕動によって子宮腔に運ばれる
( ) 2. 受精すると卵細胞膜は脱分極し，他の精子が卵に侵入することは阻止される
( ) 3. 受精卵は卵割→胞胚(胚盤胞)→双実胚の順に進み子宮内に着床する

問 34 黄体は受精しないと，何に変化するか

(　　　　　　　　　　　　　　)

問 35 正しいのはどれか

( ) 1. 外胚葉から消化器系ができる
( ) 2. 内胚葉から神経系ができる
( ) 3. 中胚葉から脊柱ができる

問 36 月経は子宮壁のどの部分が剥離するか

(　　　　　　　　　　　　　　)

問 37 誤っているのはどれか

( ) 1. 妊娠第2週には心臓の拍動が始まる
( ) 2. 妊娠第2週で内胚葉と外胚葉，第3週で中胚葉が出現する
( ) 3. 妊娠第11週には外陰部の性別の区別が出現する

第8章 生殖器系

問38 誤っているのはどれか

( ) 1. 妊娠中は卵胞からエストロゲンが分泌される
( ) 2. 胎盤は母親側の脱落膜からできる
( ) 3. 羊水は羊膜から分泌され，pHは弱アルカリ性である

問39 神経系は何胚葉からできるか

(　　　　　　　　　　　　　)

問40 ヒト絨毛性ゴナドトロピン(hCG)について誤っているのはどれか

( ) 1. 胎盤から分泌されるホルモンである
( ) 2. 妊娠黄体に作用しホルモンの分泌を抑制する
( ) 3. 妊娠の診断に使用される

問41 心臓の拍動が始まるのは妊娠第何週ごろか

(　　　　　　　　　　　　　)

問42 妊娠10週以後，胎盤から分泌されるホルモンは何か

(　　　　　　　　　　　　　)

問43 胎盤について正しいのはどれか

( ) 1. 胎盤では，母親の血液と胎児の血液は直接接触している
( ) 2. 免疫抗体は母体から胎盤を介して胎児に入ることはない
( ) 3. 胎盤と胎児とを連絡する臍帯には1本の臍静脈と2本の臍動脈が含まれる

問44 陣痛に関与するホルモンはオキシトシンともう1つは何か

(　　　　　　　　　　　　　)

問45 乳汁の分泌に関与するのはオキシトシンともう1つは何か

(　　　　　　　　　　　　　)

* おさえておきたい生殖器系

問 46 妊娠中の変化で正しいのはどれか

( ) 1. 循環血流量は非妊娠時より減少する
( ) 2. 呼吸数は増加する
( ) 3. 胃や腸の蠕動運動は低下する

問 47 誤っているのはどれか

( ) 1. ヒトの平均妊娠期間は約280日である
( ) 2. 陣痛は胎盤からのホルモン分泌とオキシトシンの分泌増加による
( ) 3. 陣痛にはプロスタグランジンが関与する

問 48 乳汁に関与しないホルモンはどれか

( ) 1. プロラクチン
( ) 2. オキシトシン
( ) 3. エストロゲン

問 49 閉経により減少する女性ホルモンは何か

(　　　　　　　　　　　　　　　　)

問 50 誤っているのはどれか

( ) 1. 授乳中は月経も排卵も起きない
( ) 2. 授乳しない場合は6週間で月経が始まる
( ) 3. 更年期，プロゲステロンの分泌量は閉経前に比べ減少する

第8章 生殖器系

＊生殖器系のまとめ

問1　性染色体と性管の分化について

ヒトの体染色体は①_____本あり，②_____対の常染色体と③_____対の性染色体からなる．男性の性染色体は④_____型，女性は⑤_____型である．性の分化には⑥_____の分化，性管の分化，⑦_____の分化，視床下部の分化がある．生殖器の原基は男性は⑧_____，女性は⑨_____である．胎生8週ごろから精巣のライディッヒ細胞（間質細胞）から⑩_____が分泌されるが，セルトリ細胞から⑪_____（MIS）が分泌されると，⑨_____の発生が阻害され男性となる．精巣がなければ⑨_____が残り，女性へと分化する．

問2　精巣の機能について

精巣は精子形成と男性ホルモンを分泌する器官である．精子はライディッヒ細胞（間質細胞）から分泌された男性ホルモンである①_____が②_____細胞により濃縮され成熟し，精細管腔に放出される．1回の射精で約③_____mLの精液が排出されるが，精液1mL中の精子の数は約④_____億個である．精液には精子を含め精嚢・⑤_____・尿道球腺（カウパー腺）からの分泌物がある．精嚢や⑤_____では精子に栄養を与え活性化させ，尿道球腺では尿による尿道内の酸性を中和し，精子を⑥_____するなどの役割を果たす．精液のpHは⑦_____性である．

問3　卵巣周期について

卵巣周期には卵胞期，①_____，黄体期がある．卵胞期には下垂体前葉の②_____の分泌が増すにつれて，卵巣で③_____を成長させるとともに，④_____を分泌し子宮内膜の増殖を促す．①_____は④_____の分泌が最大となり，④_____は下垂体前葉にはたらきかけ，⑤_____を急激に増加させることにより⑥_____を起こさせる．黄体期は⑤_____の作用で⑥_____後の卵胞から黄体が形成され，⑦_____が分泌される．この時期に⑦_____が基礎体温を上昇させる．妊娠が成立しないと，黄体が収縮して⑧_____となり⑦_____は低下し，28日頃には子宮粘膜とともに排出されて月経が起きる．

＊生殖器系のまとめ

問4 月経周期について

月経周期には月経期，①＿＿＿＿＿，分泌期がある．月経期と①＿＿＿＿＿は卵巣周期の②＿＿＿＿＿，分泌期は卵巣周期の③＿＿＿＿＿にそれぞれ一致する．月経期は子宮内膜の脱落が起き，出血が約5日間続いて終わる．①＿＿＿＿＿は月経終了した5日ごろから始まり，卵胞から分泌される④＿＿＿＿＿の作用により子宮内膜が増殖する．分泌期は黄体から⑤＿＿＿＿＿の作用により，子宮内膜が増殖し受精卵が着床しやすい状態にする．しかし，受精が行われないと，黄体は退化し⑤＿＿＿＿＿の分泌が低下し，子宮内膜の脱落が起き再び月経期が始まる．

問5 受精と妊娠

卵子と精子の融合を受精といい，受精によりできた細胞を受精卵という．受精卵は細胞分裂（卵割）を続けて①＿＿＿＿＿と呼ばれる細胞塊となり，子宮内に到達する．①＿＿＿＿＿はさらに卵割を続けて②＿＿＿＿＿となり，受精後1週間で子宮内膜に付着する．これを③＿＿＿＿＿といい，妊娠が成立する．③＿＿＿＿＿すると子宮粘膜は④＿＿＿＿＿を形成し，完成するのは妊娠4ヵ月ごろである．④＿＿＿＿＿では，母体側の基底脱落膜と胎児側の絨毛膜が向き合い，その間に空洞ができて母親側の血液で満たされる．母体側の血液と胎児側の血液は混ざることはない．妊娠すると④＿＿＿＿＿から⑤＿＿＿＿＿が分泌され，これが黄体を刺激し⑥＿＿＿＿＿の分泌を促進する．これは2～3ヵ月で減少してくるが，④＿＿＿＿＿自体が⑦＿＿＿＿＿と⑥＿＿＿＿＿を多量に分泌し，胎児が十分育つ約40週まで持続した後減少する．

問6 乳汁分泌とホルモンについて

妊娠中に分泌される①＿＿＿＿＿により，乳腺は肥大する．出産に伴い，下垂体前葉から分泌される②＿＿＿＿＿が急激に増強し乳汁を産生する．また，乳児が母体乳頭吸引を行うことにより下垂体後葉から分泌される③＿＿＿＿＿が射乳を引き起こす．授乳をしない産婦は分娩後，約6週で月経が始まる．一方，授乳をしている産婦は②＿＿＿＿＿の分泌が続くため，④＿＿＿＿＿およびLHの分泌は抑制され，月経も排卵も起きない（授乳性無月経という）．乳汁にはラクトフェリン，リゾチーム，抗体である⑤＿＿＿＿＿，⑥＿＿＿＿＿やリンパ球など，感染防御因子が多く含まれている．

第9章 内分泌腺

＊おさえておきたい内分泌腺

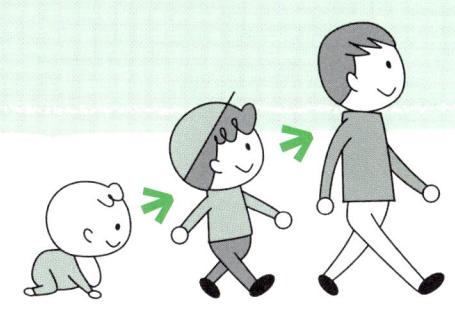

Memo

問1 ステロイドホルモンはどれか

( ) 1. 甲状腺ホルモン
( ) 2. 上皮小体ホルモン
( ) 3. 副腎皮質ホルモン

問2 核内のDNAにホルモンの受容体があるのはどれか

( ) 1. 下垂体前葉ホルモン
( ) 2. 甲状腺ホルモン
( ) 3. 女性ホルモン

問3 ホルモン調節の最高中枢はどこか

(　　　　　　　　　　　)

問4 性腺ホルモンは化学構造上何に属するか

(　　　　　　　　　　　)

問5 誤っているのはどれか

( ) 1. ポリペプチドホルモンは細胞膜の受容体に結合し作用を行う
( ) 2. ステロイドホルモンは細胞内にある受容体と結合し核内に入り作用を行う
( ) 3. 受容体に結合したホルモンは機能が発揮されると，再び血液を介し内分泌腺に貯蔵される

問6 ホルモンの結合部位はどこか

(　　　　　　　　　　　)

問7 ホルモン分泌に関与する神経は何か

(　　　　　　　　　　　)

第9章 内分泌腺

問8 フィードバック機構で正しいのはどれか

( ) 1. フィードバック機構は間脳の視床が深く関与している
( ) 2. 負のフィードバック機構は，血中ホルモン濃度が高い場合に効果を発揮する
( ) 3. 正のフィードバック機構は，分娩や排卵時にはたらく

問9 視床下部ホルモンはどれか

( ) 1. 成長ホルモン放出ホルモン
( ) 2. 卵胞刺激ホルモン抑制ホルモン
( ) 3. プロラクチン放出ホルモン

問10 ホルモンの分泌量を調節するしくみの1つを何機構というか

(   )

問11 視床下部から分泌されるホルモンについて誤っているのはどれか

( ) 1. 分泌されるホルモンはステロイド型ホルモンである
( ) 2. 視床下部ホルモンは下垂体前葉に作用する
( ) 3. 室傍核ニューロンから下垂体後葉にホルモンを分泌する

問12 下垂体について正しいのはどれか

( ) 1. 下垂体中葉からバソプレッシンが分泌される
( ) 2. 下垂体後葉から性腺刺激ホルモンが分泌される
( ) 3. 下垂体前葉からプロラクチンが分泌される

問13 1つのホルモン作用では反応が弱いが，もう1つのホルモンが加わることにより増強されることを何というか

(   )

問14 視床下部にはホルモンを分泌する細胞がある．この細胞を何というか

(   )

*おさえておきたい内分泌腺

Memo

問15 甲状腺刺激ホルモンを分泌する内分泌腺はどこか

（　　　　　　　　　　）

問16 成長ホルモン分泌異常でみられる疾患はどれか

（　）1．尿崩症　　（　）2．クレチン病　　（　）3．巨人症

問17 性腺刺激ホルモンについて正しいのはどれか

（　）1．性腺刺激ホルモンに黄体刺激ホルモンがある
（　）2．性腺刺激ホルモンの分泌にはPRHが必要である
（　）3．卵胞刺激ホルモンは精巣を刺激する作用がある

問18 ゴナドトロピンとは何か

（　　　　　　　　　　）

問19 下垂体から分泌されるホルモンで，
タンパク質や骨の合成を促進するホルモンは何か

（　　　　　　　　　　）

問20 甲状腺を刺激するホルモンはどれか

（　）1．TSH　　（　）2．ACTH　　（　）3．FSH

問21 乳腺に作用し乳汁の分泌を促進したり，
黄体に働いてホルモンの分泌を促進するホルモンは何か

（　　　　　　　　　　）

問22 子宮平滑筋を収縮させ分娩を誘発させる
作用をもつホルモンは何か

（　　　　　　　　　　）

問23 バソプレッシンのはたらきはどれか

（　）1．成長促進作用
（　）2．血糖上昇作用
（　）3．抗利尿作用

97

第9章 内分泌腺

問24 オキシトシンについて正しいのはどれか

( ) 1. ポリペプチド型ホルモンである
( ) 2. 出産後，乳腺からの乳汁放出作用を低下する
( ) 3. 非妊娠子宮に作用して子宮筋の拡張を促進する

問25 正しいのはどれか

( ) 1. 甲状腺ホルモンの分泌は負のフィードバック機構により調節されている
( ) 2. サイロキシン(T_4)はトリヨードサイロニン(T_3)より生理活性度は強い
( ) 3. カルシトニンはサイロキシンの働きを促進する

問26 腎尿細管に作用して，水分の再吸収を促進するホルモンは何か

(   )

問27 サイロキシンのはたらきについて正しいのはどれか

( ) 1. 血糖低下作用
( ) 2. タンパク質合成促進作用
( ) 3. 血中コレステロール増加作用

問28 甲状腺ホルモン分泌異常でみられる疾患はどれか

( ) 1. 尿崩症
( ) 2. クレチン病
( ) 3. 末端肥大症

問29 上皮小体ホルモン分泌異常でみられる疾患はどれか

( ) 1. テタニー
( ) 2. バセドウ病
( ) 3. アジソン病

問30 甲状腺から分泌されるホルモンで，糖代謝など各代謝を促進するホルモンは何か

(   )

* おさえておきたい内分泌腺

Memo

問 31 血中カルシウム濃度の低下により反応するホルモンは何か

（　　　　　　　　　　）

問 32 上皮小体について正しいのはどれか

（　）1．バソプレッシンが分泌される
（　）2．ホルモン量は下垂体前葉から分泌される刺激ホルモンにより調節されている
（　）3．ホルモンは骨吸収を促進する作用がある

問 33 ランゲルハンス島のβ(B)細胞から分泌され血糖値を下げるホルモンは何か

（　　　　　　　　　　）

問 34 ランゲルハンス島のα(A)細胞から分泌されるホルモンはどれか

（　）1．ガストリン
（　）2．グルカゴン
（　）3．インスリン

問 35 低血糖時，血糖値を上げるためにはたらく神経は何か

（　　　　　　　　　　）

問 36 高血糖時，血糖値を下げるためにはたらく神経は何か

（　　　　　　　　　　）

問 37 正しいのはどれか

（　）1．ランゲルハンス島のα(A)細胞はβ(B)細胞より占める割合が多い
（　）2．グルカゴンは血糖値を下げるはたらきがある
（　）3．インスリンの分泌量は迷走神経(副交感神経)の刺激により増加する

問 38 副腎皮質から分泌され，腎尿細管でのNa^+の再吸収，K^+の排泄を促進するホルモンは何か

（　　　　　　　　　　）

第9章 内分泌腺

問39 インスリン分泌低下によりみられる疾患はどれか

( ) 1. 糖原病　　( ) 2. 糖尿病　　( ) 3. 低血糖症

問40 副腎髄質ホルモンについて正しいのはどれか

( ) 1. 心筋の収縮力や心拍数を増加させる作用がある
( ) 2. 末梢血管を拡張させる作用がある
( ) 3. 気管支を収縮させる作用がある

問41 抗アレルギー作用をもち，副腎皮質から分泌されるホルモンは何か

(　　　　　　　　　　　　)

問42 副腎髄質から分泌され血管を収縮させるホルモンは何か

(　　　　　　　　　　　　)

問43 副腎皮質ホルモンについて誤っているのはどれか

( ) 1. 血管拡張作用がある
( ) 2. ACTHにより副腎皮質ホルモン分泌量が増加する
( ) 3. 抗炎症作用がある

問44 副腎皮質ホルモン分泌低下によりみられる疾患はどれか

( ) 1. アジソン病
( ) 2. クッシング症候群
( ) 3. 原発性アルドステロン症（コン症候群）

問45 精巣から分泌され，精子の形成，第二次性徴の発現を促進するホルモンは何か

(　　　　　　　　　　　　)

問46 男性ホルモンについて正しいのはどれか

( ) 1. ホルモンはセルトリ細胞から分泌される
( ) 2. 精子は酸性液で活発になる
( ) 3. 筋肉増強作用がある

*おさえておきたい内分泌腺

Memo

問 47 卵巣から分泌されるインスリン作用をもつホルモンは何か

（　　　　　　　　　　　）

問 48 黄体から分泌され，排卵の抑制，
妊娠を継続させる作用があるホルモンは何か

（　　　　　　　　　　　）

問 49 女性ホルモンについて正しいのはどれか

（　　）1．卵胞からプロゲステロンが分泌される
（　　）2．黄体は子宮粘膜を増殖する
（　　）3．排卵はエストロゲンの血中濃度が増大し，LHと
　　　　　FSHの血中濃度が最大となって起きる

問 50 概日リズムに関与しているホルモンは何か

（　　　　　　　　　　　）

第9章 内分泌腺

✱ 内分泌腺のまとめ

問1 ホルモンの分泌調節について

ホルモンの分泌は血液中のカルシウム量や血糖量など①＿＿＿＿＿の変化による調節，交感神経や副交感神経など②＿＿＿＿＿神経による調節，放出ホルモンを分泌する③＿＿＿＿＿や刺激ホルモンを分泌する④＿＿＿＿＿など上位ホルモンによる調節，フィードバック機構による調節などにより行われている．

フィードバック機構には負と正のフィードバックがある．負のフィードバック機構は常に血中のホルモン濃度を⑤＿＿＿＿＿に保つはたらきを行う．このフィードバック機構は，体の⑥＿＿＿＿＿を維持している．正のフィードバック機構は分娩時や⑦＿＿＿＿＿時に女性ホルモンを通常量より⑧＿＿＿＿＿分泌しその状態を促進させる．このフィードバック機構は必要に応じて⑨＿＿＿＿＿的にその状態を維持するものである．

問2 視床下部から分泌されるホルモンについて

視床下部ホルモンは①＿＿＿＿＿細胞によって分泌されるホルモンで，生成されたホルモンは下垂体②＿＿＿＿＿系を介し下垂体前葉の分泌細胞に作用する．視床下部ホルモンには放出ホルモン6つと③＿＿＿＿＿ホルモン2つがある．そのうち，TRHは下垂体の成長ホルモン分泌細胞と④＿＿＿＿＿分泌細胞をも刺激し，それぞれのホルモン分泌を亢進させる．GIHは⑤＿＿＿＿＿とも呼ばれ，視床下部だけではなく，消化管，膵臓のランゲルハンス島（ラ島）などに広く分布している．その作用はTRHによるTSHの分泌を抑制，ランゲルハンス島のインスリンおよび⑥＿＿＿＿＿分泌を抑制，液化ホルモンである胃粘膜からの⑦＿＿＿＿＿分泌や十二指腸粘膜からの⑧＿＿＿＿＿分泌を抑制する作用がある．

> 視床下部ホルモンの種類を覚えておこう！
> 1．GRH（成長ホルモン放出ホルモン）
> 2．PRH（プロラクチン放出ホルモン）
> 3．TRH（甲状腺刺激ホルモン放出ホルモン）
> 4．CRH（副腎皮質刺激ホルモン放出ホルモン）
> 5．FSH-RH（卵胞刺激ホルモン放出ホルモン）
> 6．LH-RH（黄体形成ホルモン放出ホルモン）
> 7．GIH（成長ホルモン抑制ホルモン）
> 8．PIH（プロラクチン抑制ホルモン）

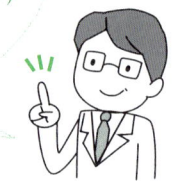

*内分泌腺のまとめ

問3 ホルモンの作用機序について

ホルモンは直接血液中の物質に作用するのではなく，細胞の受容体と結合しその機能を発揮する．アミン型ホルモンとペプチド型ホルモンは①＿＿＿＿＿の受容体に結合し，細胞内にあるATPを②＿＿＿＿＿＿＿に合成する．②＿＿＿＿＿＿＿は酸素である．③＿＿＿＿＿＿＿を活性化し，細胞内の機能を変化させる．しかし，アミン型ホルモンである甲状腺ホルモンは直接④＿＿＿に結合してRNAに転写し⑤＿＿＿＿＿を合成し，それが生理活性を行う．ステロイド型ホルモンは⑥＿＿＿＿にある受容体に結合し，「ホルモン－受容体」複合体を形成する．その複合体は核内に入り④＿＿＿にはたらき，RNAを介し⑤＿＿＿＿を合成し，それが生理活性を行う．

問4 下垂体前葉から分泌される性腺刺激ホルモンについて

女性において，卵胞を刺激する①＿＿＿＿＿ホルモン（FSH）や黄体を刺激する②＿＿＿＿＿ホルモン（LH）を分泌し，卵胞の発育を促進したり，③＿＿＿＿を誘発し，③＿＿＿＿後の卵胞に作用して黄体を形成させる．一方男性においては，FSHは④＿＿＿＿ホルモンとも呼ばれ，⑤＿＿＿＿形成を促進したり，LHは⑥＿＿＿＿＿ホルモンとも呼ばれ，精巣にはたらき男性ホルモンの分泌を促進する．これらの性腺ホルモン濃度は視床下部に⑦＿＿＿＿＿し，そこから下垂体前葉にはたらきかけ調節されている．これらFSHやLHをまとめて，性腺刺激ホルモンは⑧＿＿＿＿＿＿とも呼ばれている．

問5 成長ホルモンのはたらきとホルモン異常について

成長ホルモンは各細胞の①＿＿＿＿＿代謝を高め，骨の②＿＿＿＿＿に作用し骨の長さの成長や臓器などの成長を促進する．また糖代謝を高めグリコーゲンの分解を促進し，③＿＿＿＿＿を上昇する作用がある．成長ホルモンが幼児期に過剰に分泌されると④＿＿＿＿＿，成人期では⑤＿＿＿＿＿＿が認められる．一方，幼児期にホルモンの分泌が不足すると⑥＿＿＿＿＿＿が発症する．

第9章 内分泌腺

問6 下垂体後葉ホルモンについて

下垂体後葉から神経内分泌によりオキシトシンと①＿＿＿＿＿の2種類のホルモンが分泌される．オキシトシンは②＿＿＿＿＿を収縮させ分娩を誘発させる．また，出産後③＿＿＿＿＿からの乳汁放出作用を促進する．非妊娠子宮に対し，④＿＿＿＿＿が卵管へ通過することを促進する．妊娠・分娩・出産時のホルモンの分泌は女性ホルモンや乳汁の分泌は下垂体前葉から分泌される⑤＿＿＿＿＿により促進される．

①＿＿＿＿＿は抗利尿ホルモンとも呼ばれ，腎臓の⑥＿＿＿＿＿に作用して，⑦＿＿＿の再吸収を促進し尿量を調節している．また，末梢血管にはたらき血管を⑧＿＿＿＿＿させ，血圧を上昇する作用がある．特にホルモン異常では分泌が不足すると⑨＿＿＿＿＿が認められている．

問7 甲状腺から分泌されるホルモンについて

甲状腺から分泌されるホルモンにサイロキシン（T_4）とカルシトニンがある．サイロキシンは基礎代謝率の亢進，グリコーゲンを分解し①＿＿＿＿＿を上昇させる作用，タンパク質合成による②＿＿＿＿＿促進作用，血中の脂質である③＿＿＿＿＿を減少する作用などがある．また，その他に心臓にはたらき④＿＿＿＿＿の促進，⑤＿＿＿＿＿神経にはたらき膝蓋腱反射などの短縮，精神的被刺激性の上昇作用などがある．一方，カルシトニンは骨吸収の⑥＿＿＿＿＿や腎臓での⑦＿＿＿＿＿排泄を促進し，血中⑦＿＿＿＿＿濃度を低下させる作用がある．甲状腺ホルモンの分泌量は負の⑧＿＿＿＿＿により調節されている．ホルモン異常として，サイロキシンの分泌過剰により⑨＿＿＿＿＿病が認められ，分泌不足により⑩＿＿＿＿＿（先天的，小児期）や⑪＿＿＿＿＿（後天的，成人期）がみられる．

問8 上皮小体ホルモンについて

上皮小体から分泌されるホルモンはパラソルモンがある．はたらきは骨吸収の①＿＿＿＿＿や腎臓での②＿＿＿＿＿の再吸収を促進することにより血中の②＿＿＿＿＿濃度を上昇させる作用がある．この作用は甲状腺ホルモンである③＿＿＿＿＿と拮抗する．ホルモンの分泌量は血中②＿＿＿＿＿濃度や交感神経刺激などにより分泌が促進される．ホルモン異常として，分泌過剰により④＿＿＿＿＿や尿路結石がみられ，分泌不足により⑤＿＿＿＿＿が認められる．

*内分泌腺のまとめ

問9 膵臓(ランゲルハンス島)から分泌されるホルモンについて

膵臓のランゲルハンス島(ラ島)のα(A)細胞から①_____, β(B)細胞から②_____がそれぞれ分泌される. ①_____はグリコーゲンの分解促進による血糖③_____作用, 脂肪細胞に作用し脂肪の分解促進による血中④_____上昇作用がある. ②_____はグリコーゲンの合成促進による⑤_____を下げる作用がある. ①_____や②_____の分泌は負の⑥_____機構や⑦_____神経のはたらきにより調節される. ②_____の不足により高血糖や⑧_____が起きる. その他にラ島のδ(D)細胞から⑨_____が分泌され, このホルモンは①_____や②_____の作用を抑制する.

問10 副腎髄質から分泌されるホルモンについて

副腎髄質からアドレナリンとノルアドレナリンが分泌される. これらのホルモンは①_____とも呼ばれ, その割合はアドレナリンで約②_____%, ノルアドレナリンは約③_____%となる. そのほかに, ④_____などがわずかに分泌される. 循環器系に対しアドレナリンは⑤_____作用, ノルアドレナリンは⑥_____を収縮し血圧を著しく上昇させる作用がある. 気管支に対し両ホルモンは⑦_____作用がある. これらのホルモンの分泌量は⑧_____神経, 視床下部, ストレスなどにより調整されている. ホルモン異常において, 過剰では⑨_____が認められる.

問11 副腎皮質から分泌されるホルモンについて

副腎皮質の球状帯から電解質コルチコイドまたは①_____, 束状帯から糖質コルチコイドまたは②_____, 網状帯から性ホルモンまたは③_____の3つがそれぞれ分泌される. ①_____は腎尿細管での④_____の再吸収, K^+の排泄を促進することにより腎での⑤_____を調節している. また, 末梢血管を収縮し⑥_____を上昇する作用がある. ②_____はアミノ酸や乳酸などからブドウ糖を生成する⑦_____を促進し血糖を上昇するほか, 抗炎症作用, 抗アレルギー作用, 抗⑧_____作用などがある. ③_____は精巣から分泌されるホルモンの作用と同様のはたらきをするが, その作用は弱い. これらのホルモンの分泌量は負の⑨_____機構により調節されている. ホルモン異常において, 分泌過剰により⑩_____が, 不足により⑪_____が認められる.

第9章 内分泌腺

問12 精巣のホルモンについて

精巣から男性ホルモンである①＿＿＿＿＿＿が分泌される．このホルモンは間質にある間質細胞(ライディッヒ細胞)で生成される．作用は生殖器や②＿＿＿＿の形成，第二次性徴の発現を促進する．分泌量は下垂体前葉から分泌される③＿＿＿＿＿＿ホルモン(黄体形成ホルモン(LH)と同じ)により促進される．胎児期のホルモン作用は，女性ホルモンである④＿＿＿＿＿＿に拮抗し，生殖器の形成，中枢神経系(特に脳)の男性化を促進する．ホルモンの異常として，分泌不足により精巣の⑤＿＿＿＿＿，性徴の消失がみられる．

問13 卵胞ホルモンについて

卵巣から卵胞ホルモンである①＿＿＿＿＿＿が分泌される．作用は生殖器や②＿＿＿＿の発育促進，第二次性徴を促進したり，分泌時は③＿＿＿＿＿を亢進させる．また，LDL(低比重リポタンパク)の減少とHDL(高比重リポタンパク)の増加による血管の④＿＿＿＿＿抑制作用がある．また，このホルモンは骨の長さの成長を抑制し，思春期以降の身長は伸びにくくなる．妊娠に対し，⑤＿＿＿＿筋の肥大，⑥＿＿＿＿腺の発育を促進する．また，更年期に入ると，ホルモンの量が減少するが，これは卵巣が下垂体前葉からの⑦＿＿＿＿＿＿に対する反応が弱まり，さらに閉経後は反応しなくなるためである．このホルモンは下垂体前葉から分泌される⑦＿＿＿＿＿＿が卵胞を刺激することにより分泌され，さらに妊娠時には⑧＿＿＿＿からも分泌される．

問14 黄体ホルモンについて

黄体から黄体ホルモンである①＿＿＿＿＿＿が分泌される．ホルモン作用は子宮内膜にはたらき，月経周期時に②＿＿＿＿＿が着床しやすい状態にする．また，視床下部の温熱中枢を刺激し，体温上昇を行うので，③＿＿＿＿後の基礎体温を上昇させる．妊娠時，胎盤から分泌される黄体ホルモンは子宮収縮を④＿＿＿＿＿させたり排卵の⑤＿＿＿＿＿により妊娠を継続させる作用がある．このホルモンは排卵の後に形成される⑥＿＿＿＿＿から分泌される．脳下垂体前葉から分泌される⑦＿＿＿＿＿＿が，黄体を刺激することにより分泌される．

*内分泌腺のまとめ

問15 卵巣周期とホルモンの関係について

卵巣周期の卵胞期は脳下垂体前葉から① _____ 分泌が増し卵胞が発達する（成熟卵胞）．成熟卵胞は，② _____ を分泌し子宮内膜の増殖を促すとともに，③ _____ の分泌を促進する．排卵期は② _____ の血中濃度が最大となり，③ _____ と① _____ の血中濃度が最大になると排卵が起きる．③ _____ は同時に子宮内膜をさらに発達させる．黄体期は③ _____ の作用により卵胞は黄体に変化する．黄体は② _____ と④ _____ を分泌して受精卵の着床に備える．受精しない場合は，③ _____ の分泌は低下し，黄体は退化し白体となり子宮内膜は剥離し，⑤ _____ が起きる．

問16 血糖値が高い場合どのように調節機構がはたらくか

血糖値が高くなると，膵臓のランゲルハンス島のα（A）細胞から分泌される① _____ の放出は抑制される．同時にβ（B）細胞が刺激され② _____ を分泌し，血液中の③ _____ を吸収し血糖値を下げる．吸収された③ _____ はグリコーゲンに合成され貯蔵される．この作用は主に④ _____ ，骨格筋，心筋，末梢組織などで行われる．② _____ の分泌は高血糖により⑤ _____ へフィードバックし，⑥ _____ 神経が膵臓を刺激することにより促進される．

問17 血糖値が低い場合どのように調節機構が働くか

血糖値が下がると，膵臓のランゲルハンス島のα（A）細胞から① _____ が分泌される．また，甲状腺から② _____ ，副腎髄質から③ _____ などがそれぞれ分泌され，これらのホルモンはグリコーゲンを④ _____ に分解し血液中の放出することにより血糖値を上げる．さらに，副腎皮質から⑤ _____ が分泌されアミノ酸などからの糖新生を介し血糖値を上げる．この作用が行われる主な臓器は⑥ _____ である．① _____ の分泌は低血糖により⑦ _____ 神経が膵臓を刺激することにより促進される．同時に⑦ _____ 神経刺激はβ（B）細胞からの⑧ _____ の分泌を抑制する．

問18 レニン-アンギオテンシン系について

腎血流量が低下したとき，傍糸球体細胞より① _____ が分泌され血中の② _____ に作用して，アンギオテンシンⅠが産生される．続いて変換酵素によりアンギオテンシンⅡとなり，血管を③ _____ させ血圧を上昇するとともに，副腎皮質を刺激し④ _____ の分泌を促進し，さらに血圧上昇を行う．

第9章 内分泌腺

> **問19** ストレスと内分泌腺の関係について

ストレスはセリエ Selye,Hの説から全身汎適応症候群をⅢ期に分けている．Ⅰ期（警告反応期）は交感神経が刺激され，① _____ からカテコールアミンなどが分泌され，これが血液を介して② _____ から③ _____ の順に作用し，副腎皮質刺激ホルモンの分泌を誘発する．さらにこのホルモンは，④ _____ を刺激してコルチゾンやアルドステロンなどを分泌させる．カテコールアミン，コルチゾン，アルドステロンなどの分泌より心拍数・血圧・体温・血糖値を上昇させ，ショックから生体をまもる．Ⅱ期（抵抗期）は④ _____ から分泌されるコルチゾンの作用が維持され，ストレスに抵抗する時期である．Ⅲ期（疲憊期）は内分泌系の破綻と循環器障害などにより適応状態がくずれる時期である．

> 日常生活でもよく使うが，ストレスとは生体内のひずみの状態のことになる．体外から加えられた有害因子（ストレス作因）とそれによって生じた防御反応の両方をさしている．ストレス作因としては主に次のようなものがある．
> ・物理的（寒冷，放射線，騒音）
> ・化学的（薬物，ビタミン不足，O₂欠乏）
> ・生物的（細菌感染）
> ・精神的（受験，手術，試合）

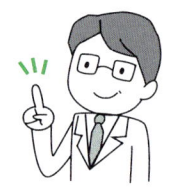

第10章 筋

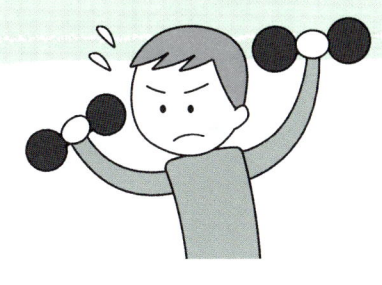

＊おさえておきたい筋

問1 誤っているのはどれか

( ) 1. フィラメントはタンパク質から構成されている
( ) 2. アクチンフィラメントの頭部はミオシンフィラメントに付着している
( ) 3. 平滑筋は横紋をもたない

問2 自動性をもたない筋はどれか

( ) 1. 骨格筋　　( ) 2. 心筋　　( ) 3. 平骨筋

問3 ヒトの筋組織は横紋筋と何に分けられるか

(　　　　　　　　　　　　)

問4 誤っているのはどれか

( ) 1. 骨格筋は，収縮力は強いが疲れやすい
( ) 2. 心筋は，収縮力が強く疲れにくい
( ) 3. 平滑筋は，収縮力が弱く疲れやすい

問5 横紋をもつ筋組織は心筋と何か

(　　　　　　　　　　　　)

問6 心筋を支配している神経は何か

(　　　　　　　　　　　　)

問7 正しいのはどれか

( ) 1. 平滑筋と心筋は不随意筋である
( ) 2. 骨格筋は自律神経により支配されている
( ) 3. 心筋は「スターリングの法則」に従わない

問8 骨格筋は何が束になって構成されているか

(　　　　　　　　　　　　)

第10章 筋

問9 骨格筋の筋節について誤っているのはどれか
- ( ) 1. 明帯はA帯，暗帯はI帯という
- ( ) 2. Z膜とZ膜の間を筋節という
- ( ) 3. 収縮時にはI帯のみが短縮する

問10 ザルコメアとは何か
(   )

問11 平滑筋について誤っているのはどれか
- ( ) 1. 平滑筋の収縮機能は骨格筋と同じである
- ( ) 2. 収縮時はトロポニンにCa^{2+}が結合する
- ( ) 3. 収縮速度は心筋のそれよりさらに遅い

問12 骨格筋の収縮に関与する細いフィラメントを何と呼ぶか
(   )

問13 収縮に必要なCa^{2+}は細胞内のどこから放出されるか
(   )

問14 心筋の収縮について正しいのはどれか
- ( ) 1. 介在板にあるギャップ結合で心筋細胞は連結されている
- ( ) 2. 心筋の収縮速度は骨格筋より速い
- ( ) 3. 強縮がみられる

問15 Ca^{2+}が結合するのはアクチンのどこか
(   )

問16 正しいのはどれか
- ( ) 1. 筋の収縮に関与する細いフィラメントをミオシンと呼ぶ
- ( ) 2. 太いフィラメントはI帯にある
- ( ) 3. 平滑筋も大小のフィラメントがある

* おさえておきたい筋

Memo

問17 正しいのはどれか

( ) 1. トロポミオシンはミオシンにつくタンパク質である
( ) 2. トロポニンはミオシンのアクチンに対する活性を抑制する
( ) 3. ミオシンがATPを分解する

問18 骨格筋の活動電位が発生するとき，細胞内に流入するのは何というイオンか

(　　　　　　　　　　　)

問19 正しいのはどれか

( ) 1. 筋の収縮は細胞外からのCa^{2+}により起きる
( ) 2. Ca^{2+}はアクチンにあるトロポニン複合体に結合する
( ) 3. 収縮時はミオシンがアクチンの間に滑り込む

問20 骨格筋の絶対不応期はどのくらいか

(　約　　　　　　　msec　)

問21 平滑筋の絶対不応期はどのくらいか

(　　　　～　　　　msec　)

問22 筋組織の活動電位について正しいのはどれか

( ) 1. 活動電位は平滑筋が最も大きい
( ) 2. 絶対不応期は心筋が最も短い
( ) 3. 伝導速度は骨格筋が最も速い

問23 筋組織で最も伝導速度が速いのはどこか

(　　　　　　　　　　　)

問24 骨格筋のエネルギー産生について誤っているのはどれか

( ) 1. クレアチンリン酸系からのエネルギー産生は有酸素系に比べ速い
( ) 2. 解糖系からもエネルギー産生がみられる
( ) 3. 有酸素系は細胞質内でエネルギーを産生する

111

第10章 筋

問25 誤っているのはどれか

( ) 1. 運動時には動脈の酸素分圧(P_{O_2})はわずかに増すが，二酸化炭素分圧(P_{CO_2})は増えない

( ) 2. 運動の強度によっては酸素需要量が摂取量を下回るため，定常状態になりやすい

( ) 3. 運動直後呼吸数が速いのは，運動初期に不足した酸素を補うためである

問26 骨格筋収縮のエネルギーを直接生産する物質は何か

(　　　　　　　　　　　　　　　)

問27 運動のために必要なエネルギーを産生するのは解糖系，有酸素系ともう1つは何か

(　　　　　　　　　　　　　　　)

問28 誤っているのはどれか

( ) 1. 等尺性収縮は張力を増し，熱を発生する

( ) 2. 赤筋線維は瞬発力はあるが持久力はなく，疲れやすい

( ) 3. 骨格筋の収縮の程度は筋紡錘で感じとる

> それぞれ別の呼び方も覚えておこう．
> 赤筋線維→遅筋
> 白筋線維→速筋

問29 運動開始でエネルギー供給が最初に行われるのはクレアチンリン酸系だが，最後に行われるのは何か

(　　　　　　　　　　　　　　　)

問30 正しいのはどれか

( ) 1. 骨格筋の肥大は筋線維数が増加するためである

( ) 2. 骨格筋の肥大は短時間で重い負荷をかけるより長時間で軽い負荷をかけた方が効率がよい

( ) 3. 等張性収縮を使う運動より等尺性収縮を使う方が肥大の効率がよい

* おさえておきたい筋

Memo

問 31 骨格筋の拘縮を起こすイオンは何か

（　　　　　　　　　　）

問 32 骨格筋の疲労物質はどれか

（　）1．乳酸　　（　）2．尿酸　　（　）3．リン酸

問 33 トロポニンと同様に平滑筋でみられる
Ca^{2+}結合タンパク質を何というか

（　　　　　　　　　　）

問 34 乳酸が産生されるのはどれか

（　）1．クレアチンリン酸系
（　）2．解糖系
（　）3．有酸素系

問 35 筋が1回収縮と弛緩を行うことを何というか

（　　　　　　　　　　）

問 36 正しいのはどれか

（　）1．赤筋線維は白筋線維よりも収縮速度が速い
（　）2．骨格筋全体で，白筋線維と赤筋線維はほぼ同数である
（　）3．姿勢保持筋には白筋線維が多く含まれる

問 37 骨格筋に刺激の回数を増すとみられる現象は何か

（　　　　　　　　　　）

問 38 骨格筋を連続刺激すると，
一連の強い収縮がみられることを何というか

（　　　　　　　　　　）

第10章 筋

問39 誤っているのはどれか

( ) 1. 骨格筋の収縮が起きる前に筋線維に活動電位が生じる
( ) 2. 筋小胞体はNa⁺を貯蔵している
( ) 3. 骨格筋の収縮において，横行小管(T管)は興奮を筋線維の内部へ伝える

問40 誤っているのはどれか

( ) 1. 運動神経よりアドレナリンが分泌され筋細胞膜を興奮させる
( ) 2. 1本の運動神経は多数の筋線維を支配している
( ) 3. 運動神経が侵されると運動麻痺が起きる

問41 筋の収縮において，筋の長さが変化しない収縮を何というか

(　　　　　　　　　　　)

問42 歩行運動は主にどの収縮によるものか

( ) 1. 等張性収縮
( ) 2. 等尺性収縮
( ) 3. 等張性・等尺性収縮

問43 筋の収縮において，筋の長さが変わる収縮を何というか

(　　　　　　　　　　　)

問44 誤っているのはどれか

( ) 1. 赤筋線維は白筋線維よりもミオグロビン含有量が多い
( ) 2. 赤筋線維は白筋線維よりもミトコンドリアの含有量が多い
( ) 3. 白筋線維は赤筋線維よりもグリコーゲンの含有量が少ない

問45 瞬発力はないが，持久力をもつ筋を何というか

(　　　　　　　　　　　)

* おさえておきたい筋

問 46 正しいのはどれか

( ) 1. 運動直後は解糖系からエネルギーが供給される
( ) 2. 解糖系に続きクレアチンリン酸系からエネルギーが供給される
( ) 3. 運動が続くと有酸素系から最終的にエネルギーが供給される

問 47 運動神経について誤っているのはどれか

( ) 1. A線維運動ニューロンは骨格筋を支配する
( ) 2. B線維運動ニューロンは筋紡錘を支配する
( ) 3. C線維運動ニューロンは自律神経線維と関係している

問 48 骨格筋の肥大や萎縮は筋線維の何によって起きるか

(　　　　　　　　　　　　　)

問 49 骨格筋の収縮について正しいのはどれか

( ) 1. 強縮は反復刺激に対して単収縮が繰り返されて生じる大きな収縮である
( ) 2. 拘縮は死後一定の期間を経て起きる筋の持続的な収縮である
( ) 3. 硬直は運動後の持続性の収縮である

問 50 筋の収縮状態を感知するのはどこか

(　　　　　　　　　　　　　)

第10章 筋

＊筋のまとめ

問1 ヒトの筋組織について

ヒトの筋組織には3種類あり，①＿＿＿＿＿，心筋，②＿＿＿＿＿，である．また構造上，これらの筋組織は横紋をもつ横紋筋（①＿＿＿＿と心筋），横紋をもたない②＿＿＿＿に分けることもできる．①＿＿＿＿は脊髄神経系や③＿＿＿＿神経系に支配され随意筋，と心筋は④＿＿＿＿神経に支配され不随意筋ともそれぞれ呼ばれている．

問2 筋収縮の機構について

筋の収縮には太いフィラメントである①＿＿＿＿フィラメントと細いフィラメントである②＿＿＿＿フィラメントのはたらきと，③＿＿＿＿イオンそしてATPの分解によるエネルギーが必要である．筋の収縮は④＿＿＿＿が発生し筋小胞体から③＿＿＿＿イオンが放出され，②＿＿＿＿フィラメントにあるトロポニン複合体に結合する．③＿＿＿＿イオンが結合すると，①＿＿＿＿フィラメントの頭部にあるATP加水分解酵素が活性化し，ATPを分解し，そのエネルギーにより②＿＿＿＿フィラメントが①＿＿＿＿フィラメントの間に滑り込み（滑走説），収縮が行われる．

問3 筋組織の活動電位について

静止電位において，①＿＿＿＿と心筋は約②＿＿＿＿mVであるが，③＿＿＿＿はそれより小さい．活動電位において，①＿＿＿＿や心筋は③＿＿＿＿に比べると大きく，絶対不応期において，①＿＿＿＿は心筋や③＿＿＿＿に比べると短い．また，伝導速度は①＿＿＿＿＞心筋＞③＿＿＿＿の順に速い．

問4 ATPの生成について

筋肉が収縮するためにはエネルギーが必要だが，そのエネルギーはATPを分解することにより得られる．ATPの生成には①＿＿＿＿系，解糖系，②＿＿＿＿系の3つの反応系がある．①＿＿＿＿系と解糖系は反応に③＿＿＿＿を必要としないが，②＿＿＿＿系は必要である．また①＿＿＿＿系と解糖系は④＿＿＿＿内で，②＿＿＿＿系は⑤＿＿＿＿内でそれぞれ反応が行われる．これらの反応速度は①＿＿＿＿系＞解糖系＞②＿＿＿＿系の順に速い．

*筋のまとめ

問5 運動のエネルギー供給順序と疲労について

エネルギーの供給は3つの反応系により行われる．エネルギーの供給時間は①_____系>②_____系>クレアチンリン酸系の順に長い．運動の種類によりエネルギーの供給は異なり，運動開始直後はクレアチンリン酸系，次いでクレアチンリン酸系と②_____系，最後は①_____系が使われる．しかし，強度の運動を持続して行うと，呼吸による酸素の③_____と④_____のバランスおよびエネルギーの再合成と供給時間のバランスなどのくずれが起き，②_____系だけの反応が主となり，多くの⑤_____がつくられ，これが筋の疲労を引き起こすことになる．

問6 骨格筋の収縮について

1回の電気刺激による収縮を①_____収縮（れん縮）という．刺激の回数を徐々に増していくと，収縮は加重して大きな収縮となる．これを②_____という．刺激の回数を増すと不完全②_____から完全②_____となる．生体内に発生する刺激は1回だけではないので，①_____収縮は基本的にはみられない．筋運動は②_____の連続である．

問7 等尺性収縮と等張性収縮について

筋を両端に固定し刺激すると，筋は収縮するが長さは変わらない．これを①_____収縮といい，すべて熱エネルギーとなる．一方，筋の片方を固定し，他方に重りをつけて刺激すると，筋は短縮する．これを②_____収縮といい，エネルギーの25％はこの③_____に，残りは熱エネルギーに使用される．

問8 骨格筋の種類について

骨格筋には①_____と遅筋がある．①_____（または白筋）線維は強い力が出るが疲れやすい．①_____線維には②_____系酵素が多く，酸素を使わずにATPをつくる．遅筋（または赤筋）線維は瞬発力はないが疲れにくい．遅筋線維には酸化的酵素が多く，酸素を使ってATPをつくる．ヒトの筋肉のほとんどは①_____線維と遅筋線維とが混合したもので，ほぼ同数ある．

第10章 筋

問9 筋肉の肥大と萎縮について

運動を繰り返し行うと，筋線維が太くなり①_____が起きる．これは②_____の増加によるものではない．①_____は運動の仕方により異なるが，短時間重い負荷をかけた方が長時間軽い負荷をかけるより効率がよい．また，等尺性収縮より③_____収縮を使う運動の方が効率がよい．一方，筋肉は使わないと④_____が起きる．これは筋線維が細くなるためである．長期の臥床や運動神経障害でも筋肉の④_____が起きる．

問10 筋硬直について

死亡後には筋硬直が起きるが，これは発生した乳酸が①_____を凝固させるためで，これを②_____という．人体は死後約③_____時間で硬直が始まり，④_____→体幹→体肢の順に広がるが，24～⑤_____時間後には①_____の変性が発生するため，軟化する．

問11 骨格筋と神経について

1つの運動ニューロンとそれが支配している一群の筋線維をまとめて①_____という．①_____には遅筋や速筋などを含むものがあり，1つの①_____に含まれる筋線維の数は10～800本となる．運動神経にはA線維，B線維，C線維の3つがあり，A線維はさらに4つに分けられ，そのうち骨格筋は②_____線維で，筋紡錘へは③_____線維がはたらく．その他に④_____やAδ線維がある．B線維やC線維は⑤_____神経系の運動に関与する．これらA線維・B線維はすべて髄鞘をもつ⑥_____神経で，C線維は⑦_____神経である．

第11章 神経系

✱ おさえておきたい神経系

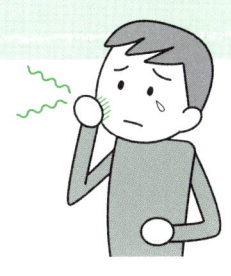

Memo

問1 誤っているのはどれか

( ) 1. 神経は多数の軸索からなる
( ) 2. 髄鞘は神経線維を保護し，伝導を速める役割をもっている
( ) 3. 神経の伝導速度は，有髄神経のほうが無髄神経より速い

問2 神経細胞について正しいのはどれか

( ) 1. 静止状態では，細胞内は負，細胞外は正となっている
( ) 2. 活動電位の発生は，細胞内にK^+が流入し膜は脱分極することにより起きる
( ) 3. 活動電位の持続時間は心室筋より長く150〜300msecである

問3 有髄神経の伝導について正しいのはどれか

( ) 1. 跳躍伝導を行う
( ) 2. 伝導は髄鞘内を速く伝わりランビエ絞輪で速度が低下する
( ) 3. 伝導速度は髄鞘の太さにより異なる

問4 抑制性神経伝達物質はどれか

( ) 1. チロシン
( ) 2. アセチルコリン
( ) 3. γ-アミノ酪酸

> γ-アミノ酪酸は通常GABAと呼ばれている．

問5 神経と神経の接合部を何というか

(　　　　　　　　)

第11章 神経系

問6 グリシンなどの伝達物質を何というか

（　　　　　　　　　　　　）

問7 前神経線維が過剰に興奮し，その末端部の伝達物質が消耗すると，何が起きるか

（　　　　　　　　　　　　）

問8 シナプスの性質で正しいのはどれか

（　）1. 神経と神経の接合部をシナプスといい，伝達は両方向性である
（　）2. 伝達物質はシナプス小胞に貯蔵されている
（　）3. 反復してシナプス前ニューロンを刺激しても，伝達物質は消耗することがない

問9 正しいのはどれか

（　）1. EPSPは興奮性，IPSPは抑制性の特徴をもつ
（　）2. EPSPは空間的加重，IPSPは時間的加重がある
（　）3. EPSPはγ-アミノ酪酸(GABA)により興奮する

> EPSPとIPSPのフルスペルもチェック．
> EPSP→Excitatory Post Synaptic Potential
> IPSP→Inhibitory Post Synaptic Potential

問10 シナプス前ニューロンに短い間隔で刺激を加えると，EPSPを大きく脱分極する現象を何というか

（　　　　　　　　　　　　）

問11 髄液は脳室系のどこから分泌されるか

（　　　　　　　　　　　　）

問12 多くの中枢が集まっている大脳皮質の部分を何というか

（　　　　　　　　　　　　）

*おさえておきたい神経系

問13 神経膠(グリア)細胞について正しいのはどれか

( ) 1. 星状膠細胞は血液脳関門をつくり，血液から必要な酸素や栄養素を供給する
( ) 2. 小膠細胞は脳室や脊髄中心管の内腔面をおおい，脳脊髄液の産生や循環に関与している
( ) 3. 上衣細胞は神経組織内での食作用に関与しているといわれている

問14 正しいのはどれか

( ) 1. 大脳は神経細胞体の集まりである灰白質と，神経線維が走行する白質からなる
( ) 2. 大脳辺縁系は思考，判断，創造など高度な知能をもっている
( ) 3. 大脳の新皮質は海馬や扁桃体などからなり，本能行動や種族保存のためにはたらく中枢がある

問15 感覚性の言語中枢を何というか

(　　　　　　　　　　　)

問16 右脳の機能はどれか

( ) 1. 創造的発想，芸術的感覚，方向・空間の認識を行う
( ) 2. 数学的理論的分析，時間的概念などを行う
( ) 3. 言語中枢をもつ優位半球としてはたらいている

問17 本能的，情緒的行動などの中枢はどこか

(　　　　　　　　　　　)

問18 正しい組み合わせはどれか

( ) 1. 聴覚中枢 － 前頭葉
( ) 2. 味覚中枢 － 頭頂葉
( ) 3. ブローカー中枢 － 側頭葉

問19 短期記憶は4つの脳葉のうちどこが関与しているか

(　　　　　　　　　　　)

第11章 神経系

問20 脳幹について正しいのはどれか

( ) 1. 姿勢反射中枢がある
( ) 2. 唾液中枢がある
( ) 3. 視覚中枢がある

問21 延髄,橋,中脳の脳幹全体にわたって運動神経や感覚神経が走行する領域を何というか

(　　　　　　　　　　　　　)

問22 小脳のはたらきで誤っているのはどれか

( ) 1. 小脳は運動系の総合的な調節を行う
( ) 2. 小脳の虫部は体幹の運動,左右の半球は手足の運動に関与している
( ) 3. 小脳は内耳と密接な関係を保つので,障害により難聴を生じることがある

問23 平衡感覚中枢,姿勢反射中枢などの中枢があるのはどこか

(　　　　　　　　　　　　　)

問24 大脳基底核について正しいのはどれか

( ) 1. レンズ核は尾状核と被殻からなる
( ) 2. 線条体のドパミンは黒質内で生成,フィードバックされ,線条体のシナプス伝達を調節する
( ) 3. 大脳皮質と感覚神経を連絡する重要な部位である

問25 脳幹網様体について正しいのはどれか

( ) 1. 睡眠や覚醒などに関与している
( ) 2. 運動神経のみが走行し筋の運動を行っている
( ) 3. 大脳と独立し様々な中枢をもっている

問26 中脳のはたらきで誤っているのはどれか

( ) 1. 瞳孔を縮小し,光量を調節する
( ) 2. 涙液の分泌を促進する
( ) 3. 身体の平衡・姿勢を保持する

＊おさえておきたい神経系

問27 眼球運動中枢, 瞳孔反射中枢, 平衡反射中枢などの中枢があるのはどこか

（　　　　　　　　　　　）

問28 延髄について正しいのはどれか

（　）1. 中脳の上にある
（　）2. 呼吸中枢がある
（　）3. 内耳神経がでている

問29 循環中枢, 嚥下中枢などの中枢があるのはどこか

（　　　　　　　　　　　）

問30 間脳の視床のはたらきはどれか

（　）1. 末梢から大脳皮質に情報を伝える感覚神経の中継所である
（　）2. 自律神経系を総合的に調節する中枢がある
（　）3. 脳下垂体ホルモンの分泌調節機能などの中枢がある

問31 自律神経系の中枢, 体温調節, ホルモン調節中枢などの中枢があるのはどこか

（　　　　　　　　　　　）

問32 ノンレム睡眠について正しいのはどれか

（　）1. レム睡眠に続いて90分後に出現する
（　）2. 新生児では全睡眠の約80%を占める
（　）3. 「脳の眠り」を示す時期で, 副交感神経が緊張状態にある

問33 「身体の眠り」を示し, 副交感神経系が関与する睡眠を何というか

（　　　　　　　　　　　）

問34 安静時の脳波はどれか

（　）1. β波　　（　）2. α波　　（　）3. θ波

第11章 神経系

問35 大脳皮質の活動を電気的に記録したものを何というか

（　　　　　　　　　　　）

問36 エピソード記憶は何記憶に属するか

（　　　　　　　　　　　）

問37 短期記憶には前頭葉とどこが関与しているか

（　　　　　　　　　　　）

問38 脳神経について正しいのはどれか

（　）1．顔面神経は味覚と唾液の分泌に関与する
（　）2．滑車神経は眼球運動と瞳孔の収縮を行う
（　）3．内耳神経は副交感神経作用をもつ

問39 感覚神経と運動神経の両方をもつ脳神経はどれか

（　）1．視神経
（　）2．副神経
（　）3．舌咽神経

問40 眼球を動かす脳神経は動眼神経，滑車神経と何か

（　　　　　　　　　　　）

問41 副交感神経作用をもつ脳神経は動眼神経，顔面神経，舌咽神経ともう1つは何か

（　　　　　　　　　　　）

問42 味覚と唾液に関与する脳神経は舌咽神経と何か

（　　　　　　　　　　　）

問43 顔面の感覚を支配する脳神経は何か

（　　　　　　　　　　　）

問44 排便反射などの内臓反射には何という神経が関与しているか

（　　　　　　　　　　　）

※おさえておきたい神経系

Memo

問45 正しいのはどれか

( ) 1. 排尿反射・排便反射中枢は腰髄にある
( ) 2. 腹壁反射中枢は腰髄にある
( ) 3. アキレス腱反射中枢は仙髄にある

問46 脊髄反射について正しいのはどれか

( ) 1. 反射の経路は，感覚神経線維→脊髄→運動神経線維の反射弓を構成している
( ) 2. 皮膚の感覚受容体が刺激されて起きる反射を伸展反射という
( ) 3. 腱などの感覚受容体が刺激されて起きる反射を屈曲反射という

問47 皮膚や粘膜が刺激を受けたとき，腕や足などの屈筋が収縮して刺激を避けようとする反応を何というか

(　　　　　　　　　　　　　)

問48 正しいのはどれか

( ) 1. 自律神経系の最高中枢は大脳にある
( ) 2. 心臓に分布する交感神経から分泌される伝達物質はノルアドレナリンである
( ) 3. 副腎に分布する交感神経から分泌される伝達物質はアドレナリンである

問49 正しいのはどれか

( ) 1. 自律神経の二重支配を受ける臓器は唾液腺である
( ) 2. 副交感神経は小腸に作用し消化運動を抑制する
( ) 3. 交感神経は気管支の収縮を行う

問50 交感神経と副交感神経の節前神経から分泌される伝達物質は何か

(　　　　　　　　　　　　　)

第11章 神経系

✽ 神経系のまとめ

問1 神経系の分類について

神経を大別すると中枢神経と末梢神経がある．中枢神経系は脳と① _____ ，末梢神経系は② _____ 系と③ _____ 系にそれぞれ分類できる．さらに② _____ 系には骨格筋の運動や皮膚などの感覚を支配する12対の脳神経系と31対の④ _____ 系がある．また，③ _____ 系は呼吸，循環，消化などの内臓の運動と感覚を支配する．

問2 神経の活動電位不応期について

活動電位の① _____ 相から② _____ 相にかけていかなる刺激を与えても，刺激に反応しない時期がある．これを③ _____ 不応期という．しかし，② _____ 相から数msec後，刺激の強さにより不完全ではあるが刺激に反応する時期が出現してくる．これを④ _____ 不応期という．活動電位の③ _____ 不応期は1.3～2.1msec，④ _____ 不応期は5～10msecである．不応期を脱すると，閾値以上の刺激に対し常に神経は反応する．

問3 神経について

神経から神経または効果器細胞へ① _____ を介し興奮が伝わることを伝達という．① _____ を介する伝達方向は② _____ にのみ行われ逆行はしない．① _____ は③ _____ 的ではなく化学的伝達のみが行われ，化学伝達物質が必要となる．その伝達物質は神経の④ _____ からでており脳神経，脊髄神経，自律神経系の節前神経は⑤ _____ ，交感神経の節後神経は⑥ _____ である．一方，中枢神経内では興奮性を起こす伝達物質として⑤ _____ ・⑥ _____ ・⑦ _____ などのカテコールアミンとグルタミン酸などがあり，また抑制性を起こす伝達物質として⑧ _____ やグリシンなどがある．

＊神経系のまとめ

問4　神経の伝達について

興奮を伝える側のニューロンをシナプス①_____ニューロン，受け止める側をシナプス②_____ニューロンという．シナプス伝達には化学的シナプスと③_____シナプスがあり，とくに化学的シナプスは④_____を必要とする．反復して1つの神経に短時間かつ高頻度で刺激を加えた後，短時間にわたり伝達物質が増強され，シナプスにおける伝達効率が上昇する現象を⑤_____というが，その後は④_____が消耗することにより⑥_____が起きやすくなる．

問5　化学的シナプスの興奮性シナプスと抑制性シナプスについて

化学的シナプスには①_____シナプスと②_____シナプスがある．①_____シナプスは興奮がシナプス前ニューロンの神経終末に達すると，③_____が流入し，シナプス小胞体を刺激し，そこから神経伝達物質である④_____が放出される．伝達物質がシナプス後ニューロンの受容体に結合すると，⑤_____が細胞内に流入し細胞を興奮させる電位を⑥_____－EPSPという．一方，②_____シナプスではシナプス小胞体から伝達物質γ－アミノ酪酸(GABA)，⑦_____，クロール，K$^+$が細胞内に流入し細胞を過分極させ，興奮の閾値を上昇させ，EPSPを抑制する．このような電位を⑧_____－IPSPという．神経と骨格筋・臓器などのシナプスは①_____シナプスであるのに対し，中枢神経系には①_____・②_____シナプスがある．

問6　電気的シナプスの性質について

電気シナプスは細胞間を直接つなぐ①_____接合部といわれる箇所を介して行われる．①_____接合部は電気抵抗が低いため，シナプス前ニューロンの活動電位は①_____接合部を通ってシナプス後ニューロンを②_____させる．電気的シナプスでは遅延や③_____がないことは，化学的シナプスと異なるところである．これらは④_____細胞や平滑筋細胞などにみられる．

第11章 神経系

問7 グリア細胞（神経膠細胞）について

グリア細胞は主に①_____神経系に多く存在する支持細胞である．グリア細胞は②_____を発生したり伝えたりはせず，成熟した神経系の中において③_____・増殖することができる．また，①_____神経系の支持，栄養，代謝を行う非ニューロン性の細胞群である．その種類には④_____，⑤_____，⑥_____，⑦_____などがあり，特に脳にのみみられる．④_____は血液脳関門をつくって血液から必要な酸素や栄養素を供給し，血液内のウイルスや細菌，そして不要な物質が血管から脳へ移行しないようにはたらいている．⑤_____は髄鞘の形成にはたらいている．⑥_____は神経組織内での食作用に関与しているといわれている．⑦_____は脳室や脊髄中心管の内腔面をおおい，脳脊髄液の産生や循環に関与している．

問8 末梢神経系の分類について

末梢神経系は，①_____神経系と②_____神経系とに分類できる．前者はさらに身体の各部から中枢へ情報を伝える③_____神経（または求心神経）と，中枢から身体の各部へ情報を伝える④_____神経（または遠心神経）に分けられる．また，これらの神経系には12対の⑤_____神経と31対の⑥_____神経がある．一方，後者の神経系は内臓神経とも呼ばれ，体内の内臓諸器官を調整する神経で⑦_____神経と⑧_____神経がある．これらの神経にも③_____神経と④_____神経とがあり，この神経を調節する中枢は間脳の⑨_____である．

問9 中枢神経系の構造と一般的な性質について

中枢神経系は脳と脊髄からなる．脳は大脳，①_____，脳幹（中脳・②_____，延髄）そして③_____からなる．脊髄は頸髄，④_____，⑤_____，⑥_____，尾髄からなる．脳と脊髄は脳の延髄と脊髄の頸髄とが連絡している．脳と脊髄は髄膜と脳脊髄液により保護され，髄膜は内側から⑦_____，⑧_____，⑨_____の順にある．また，脳脊髄液は⑧_____下腔にあり常に約150mLに維持されている．

*神経系のまとめ

問10　大脳の一般的な性質について

大脳は右半球と左半球に分かれ①_____により連絡されている．大脳は多数の②_____の集まりである皮質(灰白質)と，③_____が走行する髄質(白質)からなっている．①_____には左右の半球を連絡する神経が通り，情報を連絡している．大脳皮質は新皮質と旧皮質(古皮質)に分けられる．新皮質は大脳半球の④_____にあり，思考，記憶，判断，創造など高度な⑤_____をもち，また随意運動や感覚を受けもつ中枢がある．旧皮質(古皮質)は大脳皮質の⑥_____にあり，⑦_____とも呼ばれている．⑦_____は海馬や嗅脳などからなり，⑧_____など重要な機能をもっている．また，間脳の⑨_____と密接な関係があり，⑩_____行動(情動)や集団行動など個体の維持・種族保存のためにはたらく中枢がある．

> 情動とは，怒り・悲しみ・恐怖・喜びなど一時的かつ急激な感情のことをいう．

問11　大脳基底核について

大脳基底核は大脳半球の深部にある灰白質部に位置し，尾状核・被殻・淡蒼球・扁桃体の4部位に区分される．①_____核は被殻と淡蒼球からなり，また尾状核と被殻をあわせて線条体という．尾状核，被殻，淡蒼球は機能的には大脳皮質と連絡する②_____系の伝導路となっている．扁桃体は機能的に③_____に属する．また，前障・視床下核・黒質などは④_____とも呼ばれている．大脳基底核の神経伝達物質には次の様な物質などがある．大脳皮質→基底核の伝達は⑤_____が伝達物質としてはたらく．線条体には⑥_____と⑦_____およびこれらの代謝酵素が豊富にあり，線条体内神経細胞のシナプス伝達は⑥_____により行われている．線条体の⑦_____は黒質内で生成され，軸索内輸送により⑧_____へ運ばれる．線条体→⑨_____の伝達は，抑制性伝達物質である⑩_____により行われる．

第11章 神経系

問12 脳脊髄液の循環について

脳脊髄液（髄液）は側脳室，①_____孔，②_____，③_____，第四脳室そして脊髄の④_____を満たしている．側脳室・②_____・第四脳室には髄液を分泌する⑤_____が存在する．側脳室から順に第四脳室まで達すると，一部は脊髄の④_____へ，残りのほとんどは第四脳室の⑥_____（マジャンディ孔）と外側口（ルシュカ孔：左右1対）から脳や脊髄の⑦_____へ流れる．髄液は常に約⑧_____mLに保たれ，1日に産生される量は約⑨_____mLなので3〜4回入れ替わる．髄液は⑦_____の⑩_____から上矢状静脈洞に流出される．

問13 睡眠について

睡眠の最も著しい特徴は①_____の消失であるが，血圧，呼吸，②_____の生成などの身体機能も低下する．睡眠にはノンレム睡眠とレム睡眠があり，成人では睡眠中この2相の睡眠を③_____回繰り返す．ノンレム睡眠は④_____の眠りを示し，⑤_____神経系は緊張状態で，心拍数，血圧，呼吸数は低下するが，⑥_____運動は上昇する．レム睡眠はノンレム睡眠に続いて，⑦_____分経過すると出現し，約⑧_____分持続する．この時期は⑨_____の眠りを示し，⑩_____神経系が関与し，心拍数，血圧，呼吸数は上昇する．また「夢」を見るときでもある．新生児では全睡眠の約⑪_____％，成人では約⑫_____％がこのレム睡眠を示す．

問14 記憶について

記憶には短期記憶と長期記憶がある．短期記憶は数秒間保持される記憶で海馬と①_____葉が関与している．この記憶は一時的で忘却する．しかし，繰り返すことにより長期記憶に移行する．長期記憶には数分から数年の②_____と一生保持される③_____がある．後者は自分の名前などの記憶である．長期記憶の種類には陳述記憶と非陳述記憶がある．陳述記憶には④_____記憶と⑤_____記憶があり，前者は海馬，①_____葉，頭頂葉，側頭葉前部が関与している．一方，後者は，海馬や⑥_____などの大脳基底核が関与している．非陳述記憶である「手順記憶」や習慣などは，海馬や大脳皮質運動野，大脳基底核，⑦_____脳などが関与している．記憶の過程は⑧_____，把持，想起，⑨_____の4過程に区別されるが，これらの記憶には⑩_____ホルモンが関与していることが知られている．

※神経系のまとめ

問15 小脳について

小脳は虫部を境に左右の半球に区分される．さらに小脳は系統発生学的または機能的に①＿＿＿＿＿＿（原小脳：片葉小節葉），②＿＿＿＿＿＿（古小脳：旧小脳：小脳虫部），③＿＿＿＿＿＿（新小脳：橋小脳）の3つに区分され，③＿＿＿＿＿＿の部位は全小脳の約90％を占める．主な機能として①＿＿＿＿＿＿は内耳や眼からの情報に応じ眼球や身体の位置・保持と運動の制御にはたらく．②＿＿＿＿＿＿は姿勢保持，歩行・走行の制御，筋緊張の保持にはたらく．③＿＿＿＿＿＿は大脳皮質からの情報に応じて運動の円滑化や熟練にかかわっている．いずれの部位の損傷によっても平衡感覚障害，企図振戦(ふるえ)，めまい，筋緊張の低下などがみられる．

問16 間脳について

間脳は大脳と①＿＿＿＿＿＿の間に位置し，間脳は視床と視床下部に分かれる．視床は②＿＿＿＿＿＿の両側の壁の部分にある．視床は，末梢から③＿＿＿＿＿＿に向かう感覚神経路の中継所である内側膝状体と外側膝状体がある．前者は特殊感覚の④＿＿＿＿＿＿，後者は特殊感覚の⑤＿＿＿＿＿＿に関与する神経がこの部位で感覚神経に交代し，③＿＿＿＿＿＿に情報を伝える．視床下部は②＿＿＿＿＿＿の底分に位置し，多くの⑥＿＿＿＿＿＿神経系を総合的に調節する中枢がある．さらに⑦＿＿＿＿＿＿調節，血圧調節，摂食中枢，⑧＿＿＿＿＿＿ホルモンの分泌調節がある．また，この部位は⑨＿＿＿＿＿＿と密接な関係にあり，生殖のための性欲中枢や授乳などの⑩＿＿＿＿＿＿本能機能などの中枢がある．

問17 脳幹について

脳幹とは①＿＿＿＿＿＿，②＿＿＿＿＿＿，③＿＿＿＿＿＿をいう．①＿＿＿＿＿＿は眼に関係する中枢や姿勢に関与する中枢がある．眼に関係する中枢として眼球運動中枢，光を調節する④＿＿＿＿＿＿反射中枢，遠近調節反射中枢，⑤＿＿＿＿＿＿反射中枢，輻輳反射中枢などがある．また，⑥＿＿＿＿＿＿に関係し，突然の音に振り向く運動にもはたらいている．さらに姿勢に関与する平衡反射中枢があり，これには⑦＿＿＿＿＿＿と協同作用により身体の平衡・姿勢を保持する⑧＿＿＿＿＿＿反射や直立反射などがある．この部位が損傷すると，骨格筋が硬直する⑨＿＿＿＿＿＿がみられる．②＿＿＿＿＿＿は⑩＿＿＿＿＿＿中枢があり，特に深呼吸などの深い呼吸運動に関与している．③＿＿＿＿＿＿は脳の最下部で脊髄の上にあり，生命の維持に重要な中枢がある．特に，呼吸，⑪＿＿＿＿＿＿の拍動，血管の太さを調節する中枢がある．その他に，⑫＿＿＿＿＿＿中枢，嘔吐中枢，⑬＿＿＿＿＿＿分泌中枢などの消化に関する中枢や発汗中枢など多くの中枢がある．

第11章 神経系

問18 脳幹網様体について

脳幹網様体とは①_____, ②_____, 延髄の脳幹全体にわたって運動神経や感覚神経が網の目のような状態で複雑な構造をなしている領域をいう．この領域は，脳神経核，大脳皮質，小脳，③_____なども複雑に関係している．機能として，筋の運動にはたらくばかりでなく，多くの感覚刺激を受け大脳皮質に伝えて④_____のレベルを保つ上行性⑤_____賦活化系がある．睡眠はこの部位の抑制，覚醒は活性により生じる．

問19 内臓反射について

内臓反射は自律神経系が中枢となっている．交感神経性中枢として①_____反射（頸髄・腰髄），②_____反射（頸髄・腰髄），立毛反射（頸髄・腰髄），③_____反射（頸髄・胸髄），呼吸運動反射（頸髄），④_____反射（胸髄）などがある．一方，副交感神経性中枢として⑤_____反射（仙髄），排尿反射（腰髄・仙髄），⑥_____反射（仙髄），射精反射（仙髄），⑦_____反射（仙髄）などがある．脊髄の自律神経中枢は第一次中枢で，延髄や視床下部が高次中枢となって統合している．

問20 脊髄反射について

脊髄は種々の反射中枢となって，大脳皮質とは関係しない．例えば，熱い物を手でさわったり針を刺したりすると，とっさに手を引っ込める反射を①_____または逃避反射といい，②_____や粘膜が受容器となる．膝の下をたたくと足をあげる膝蓋腱反射は③_____または伸展反射であり，④_____が受容器となる．1側に①_____が起きると同時に他側に③_____が起きる反射を⑤_____反射といい，皮膚・関節・筋の痛覚が受容器となる．これらの反射経路は受容器－感覚神経（求心性神経）－中枢（脊髄）－⑥_____－運動神経（遠心性神経）－効果器で，この経路を反射弓という．これらの反射経路において①_____は感覚神経と運動神経との間に1個のシナプスをもつ⑦_____反射といい，伸張反射は2個またはそれ以上をもつ⑧_____反射という．

> 屈曲反射と伸筋反射はそれぞれ別の呼び方も知っておこう．
> 屈曲反射 → 逃避反射もしくは防御反射
> 伸筋反射 → 伸展反射

問21 姿勢反射について

姿勢反射にはいくつかの反射がある．①＿＿＿＿＿＿反射は頸を右に傾けると右の肢が伸展し左の肢が屈曲する反射で，②＿＿＿＿＿の耳石が受容体となる．③＿＿＿＿＿反射は頸を右にねじると左側の肢が屈曲し右側の肢が伸展する反射で，頸部の筋・④＿＿＿＿＿・関節などが受容器となる．⑤＿＿＿＿＿反射は頭を左に回すと眼球は右に動き視野を一定に保つはたらきをする反射で，⑥＿＿＿＿＿や平衡班が受容体となる．これら3つの高次中枢は⑦＿＿＿＿＿にある．

問22 脳波と覚醒時や睡眠時の関係について

脳波は①＿＿＿＿＿を電気的に記録したものである．②＿＿＿波は覚醒時のリラックスした状態でみられ，③＿＿＿波は覚醒時の興奮の状態でみられる．一方，④＿＿＿波は軽睡眠期，⑤＿＿＿波は，熟睡期にみられる．

問23 自律神経系の分泌について

交感神経が興奮すると，節後神経から①＿＿＿＿＿が分泌されるが，副腎髄質には②＿＿＿神経のみが走行し神経から③＿＿＿＿＿を分泌する．この刺激により副腎髄質から④＿＿＿＿＿，①＿＿＿＿＿が分泌されるが，その割合は④＿＿＿＿＿が約80％，①＿＿＿＿＿が約20％である．交感神経活性化の効果は，副交感神経の効果よりも⑤＿＿＿持続する．その理由は副交感神経から分泌される③＿＿＿＿＿が⑥＿＿＿＿＿により急速に分解され，また交感神経から分泌された①＿＿＿＿＿が，副腎髄質から分泌された④＿＿＿＿＿と①＿＿＿＿＿により増強・持続されるためである．

第12章 感覚器系

✲おさえておきたい感覚器系

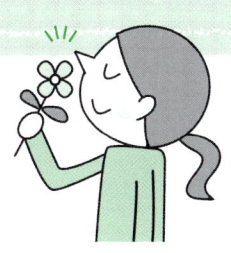

問1 正しいのはどれか
( ) 1. 閾値とはある感覚を引き起こす最小限の刺激の強さをいう
( ) 2. 「全か無かの法則」とは刺激の強弱を感じとることができることをいう
( ) 3. 識別閾が最も小さいのは味覚である

問2 閾値以上の刺激で，刺激の強さの違いがわかる最小の差を何というか
(   )

問3 人体で最も敏感な感覚器はどこか
(   )

問4 誤っているのはどれか
( ) 1. 感覚受容器に一定刺激を与え続けていくと，感覚に対する反応が次第に弱まってくる．このような現象を順応という
( ) 2. 痛覚や圧覚などは刺激に順応しにくいが，触覚などは速い
( ) 3. 嗅覚は順応が遅く，同じ臭いを嗅ぎ続けるとその臭いに対し反応が敏感になる

問5 感覚受容器はそれ特有の刺激にしか反応しないことを何というか
(   )

問6 生体内で最も多い感覚点は何か
(   )

第12章 感覚器系

問7 正しいのはどれか

( ) 1. 皮膚は弾力性や耐水性に富んでいるため，紫外線やウイルス・細菌などから身を守っている
( ) 2. 皮膚感覚には，すべて特殊感覚受容体がある
( ) 3. 触覚，圧覚や温覚などは特殊感覚である

問8 正しいのはどれか

( ) 1. 感覚点の密度は人体の部位に関係なく一定である
( ) 2. 皮膚感覚点のうち，最も密度が高いのは痛点である
( ) 3. 皮膚感覚点のうち，最も密度が低いのは冷点である

問9 誤っている組み合わせはどれか

( ) 1. 痛覚－ルフィニー小体
( ) 2. 触覚－マイスネル小体
( ) 3. 冷覚－クラウゼ小体

問10 圧覚に分布する受容体を何というか

(　　　　　　　　　　　　)

問11 温覚に分布する受容体を何というか

(　　　　　　　　　　　　)

問12 温覚や痛覚を伝える経路はどれか

( ) 1. 後索－内側毛帯路
( ) 2. 外側脊髄視床路
( ) 3. 前脊髄視床路

問13 かゆみの原因物質はどれか

( ) 1. ヒスタミン
( ) 2. カフェイン
( ) 3. アドレナリン

問14 2点弁別閾値が最も小さいのはどこか

( ) 1. 口唇　　( ) 2. 背中　　( ) 3. 大腿

* おさえておきたい感覚器系

問15 誤っているのはどれか

( ) 1. 高頻度の振動感覚の受容体はマイスネル小体である
( ) 2. 四肢の運動，位置，方向などをある程度感じることができるのは深部感覚によるものである
( ) 3. 内臓の痛みは，皮膚にあるような痛覚がない

問16 内臓の痛みは，脊髄と同一の皮膚節にある感覚神経に投射されることがある．これを何というか

(　　　　　　　　　　)

問17 深部感覚に関与する受容体はどれか

( ) 1. ファーター・パチニ小体
( ) 2. クラウゼ小体
( ) 3. マイスネル小体

問18 筋紡錘や腱紡錘などからの情報を感じとる感覚を何というか

(　　　　　　　　　　)

問19 痛覚に関与する神経はどれか

( ) 1. A線維とB線維
( ) 2. B線維とC線維
( ) 3. A線維とC線維

問20 味覚, 嗅覚, 視覚, 聴覚などを何というか

(　　　　　　　　　　)

問21 正しいのはどれか

( ) 1. 味覚の基本は甘味，苦味，塩味である
( ) 2. 味覚は味蕾で感じとる
( ) 3. 甘味の閾値は舌根部で最小である

問22 辛味や渋味は舌のどこで感じとるか

(　　　　　　　　　　)

第12章 感覚器系

問23 誤っているのはどれか

( ) 1. 一般に温度が下がると甘味の閾値は高くなり，温度が上がると閾値は低くなる
( ) 2. 味蕾をもつ乳頭は茸状乳頭，葉状乳頭，有郭乳頭の3つである
( ) 3. 味覚を感じとる神経は舌下神経である

問24 味覚に関して，舌に分布する神経は顔面神経ともう1つは何か

(　　　　　　　　　　　　)

問25 誤っているのはどれか

( ) 1. 臭いは鼻腔の最上部の嗅上皮で感じとる
( ) 2. 年齢とともに嗅覚の閾値は低くなる
( ) 3. 嗅覚は嗅神経により大脳へその興奮を伝える

問26 正しいのはどれか

( ) 1. 角膜は，血管はないが神経は分布している
( ) 2. ブドウ膜は脈絡膜と虹彩からなる
( ) 3. 眼房水は強膜と網膜の間にあり，眼圧を一定に保っている

問27 眼球の外膜で，透明で眼球全表面の1／6～1／5を占め，血管はないが神経は分布している部位はどこか

(　　　　　　　　　　　　)

問28 ブドウ膜は眼球のどこの膜にあるか

(　　　　　　　　　　　　)

問29 誤っているのはどれか

( ) 1. 近くを見るとき，水晶体は厚くなっている
( ) 2. 近視は眼球軸が短いために網膜の後方で像が結ばれ，凸レンズで補正する
( ) 3. 明暗調節は瞳孔散大筋や瞳孔括約筋により調節されている

*おさえておきたい感覚器系

Memo

問30 正しいのはどれか

( ) 1. 眼にはいってきた映像は，強膜→水晶体→硝子体→網膜の順に結ばれる
( ) 2. 網膜の情報は黄斑にある視神経に伝えられ，大脳の視覚野（後頭葉）に達し映像を認識する
( ) 3. 視神経は視交差で同側の脳と他側の脳へ神経が分かれ，右脳と左脳片方ずつ映しだされる

問31 像を結ぶ網膜の部分を何というか

（　　　　　　　　　　　　）

問32 瞳孔散大筋と瞳孔括約筋があり，瞳孔の大きさを変え，光を調節するのはどこか

（　　　　　　　　　　　　）

問33 瞳孔の縮小に関与している神経は何か

（　　　　　　　　　　　　）

問34 眼球軸が長すぎるか，または水晶体が厚くなりすぎたために，網膜の前方で像が結ばれる屈折異常を何というか

（　　　　　　　　　　　　）

問35 正しいのはどれか

( ) 1. 錐体細胞は色の判別に関係する
( ) 2. 明順応には杆体細胞が関係する
( ) 3. 暗順応は明順応に比べ反応が速い

問36 ロドプシン（視紅）という感光色素が含まれ，弱い光を検知する細胞はどこか

（　　　　　　　　　　　　）

問37 明るい所から薄暗い部屋にはいると，次第に物が見えてくる．これを何というか

（　　　　　　　　　　　　）

第12章 感覚器系

問38 輻輳反射はどれか

( ) 1. 光の強弱により瞳孔が縮小したり散大したりする反射である

( ) 2. 近いものを注視すると，両眼の視軸は鼻側に寄り，瞳孔は縮小する反射である

( ) 3. 角膜を刺激すると，眼瞼（まぶた）が閉じる反射である

問39 光の強弱により瞳孔が縮小したり散大する反射を何というか

(　　　　　　　　　　　　　　　)

問40 正しいのはどれか

( ) 1. 聴覚は外耳，中耳，内耳の前庭の3つの器官が関与する

( ) 2. 外耳には音を集音する役割がある

( ) 3. 外耳道にはエクリン腺があり，耳垢（みみあか）の成分を分泌する

問41 内耳の蝸牛はどの感覚に関与しているか

(　　　　　　　　　　　　　　　)

問42 音の受容器は何か

(　　　　　　　　　　　　　　　)

問43 誤っているのはどれか

( ) 1. 基底膜は蝸牛の鼓室階の下にある

( ) 2. 音は内リンパの動きによりコルチ器が感知する

( ) 3. 音の高低は周波数(Hz)で決まる

問44 音は何神経により脳へ伝えられるか

(　　　　　　　　　　　　　　　)

問45 三半規管が感覚を感じとる受容体を何と呼んでいるか

(　　　　　　　　　　　　　　　)

＊おさえておきたい感覚器系

問46 音の伝達について正しいのはどれか

( ) 1. 音→前庭階→コルチ器→鼓膜→耳小骨→卵円窓→蝸牛神経

( ) 2. 音→鼓膜→耳小骨→卵円窓→前庭階→コルチ器→蝸牛神経

( ) 3. 音→耳小骨→鼓膜→正円窓→前庭階→コルチ器→蝸牛神経

問47 誤っているのはどれか

( ) 1. ヒトが聴くことができる音は20〜2,000Hzの範囲である

( ) 2. 高音は蝸牛の入り口（卵円窓），低音は頂部で知覚される

( ) 3. 音源の方向の知覚は左右の耳にはいる音の時間差（特に低音）と，強度差（特に高音）によって行われる

問48 正しいのはどれか

( ) 1. 平衡覚は大脳や小脳と密接な関係にある

( ) 2. 半規管はからだの傾きを感じとる

( ) 3. 前庭の内部には平衡班（聴班）があり，位置を感じとる

問49 からだの回転運動を感じとる器官はどこか

(　　　　　　　　　　　　　　)

問50 誤っているのはどれか

( ) 1. 前庭脊髄反射の機能は頭頸部の回転や傾きに反応し，頭頸部の位置を元に戻すようにはたらく

( ) 2. 緊張性迷路反射は頭を右へ傾けると左の肢は伸展し，右の肢は屈曲する

( ) 3. 前庭動眼反射は眼振と関係がある

第12章 感覚器系

＊感覚器系のまとめ

問1 感覚の一般的な性質について

感覚には痛みなどの体性感覚と視覚などの特殊感覚がある．ある感覚を引き起こす最小限の刺激の強さを①＿＿＿＿といい，①＿＿＿＿以下の刺激では反応しないが，①＿＿＿＿以上では刺激の強さに関係なく反応する．このような反応を②＿＿＿＿＿＿という．また，刺激の強さの違いがわかる最小の差を③＿＿＿＿といい，人体では，視覚が小さく（敏感），味覚は大きい（鈍感）．感覚受容器に一定刺激を与え続けていくと，感覚に対する反応が次第に弱まってくる．このような現象を④＿＿＿＿という．体性感覚のうち，⑤＿＿＿＿や圧覚などは刺激に④＿＿＿＿しにくいが，⑥＿＿＿＿などは速い．また特殊感覚のうち，⑦＿＿＿＿は④＿＿＿＿しやすい．

問2 体性感覚（皮膚感覚）について

体性感覚には，①＿＿＿＿，②＿＿＿＿・圧覚，③＿＿＿＿，冷覚があり，感覚を生じる部位を感覚点という．皮膚からの感覚は脊髄にはいり，神経を換え上行し間脳の④＿＿＿＿で再び神経を換えて大脳の感覚野に送られる．①＿＿＿＿は，人体に最も多く分布し，特殊な受容体はなく自由神経末端が関与している．②＿＿＿＿・圧覚の受容体は⑤＿＿＿＿，ファーター・パチニ小体，⑥＿＿＿＿であり，指先，口唇，舌の先などに多い．③＿＿＿＿は人体で最も少なく，受容体は⑥＿＿＿＿，冷覚の受容体は⑦＿＿＿＿である．2点を同時に刺激したとき，2点を弁別できる最小の刺激感覚を⑧＿＿＿＿といい，⑨＿＿＿＿や口唇では小さく，下肢の⑩＿＿＿＿，背中，上腕では大きい．

問3 深部感覚について

内臓以外の筋や関節などからの情報を感じとるのが①＿＿＿＿感覚である．筋や腱中には筋②＿＿＿＿，腱②＿＿＿＿という感覚装置がある．また，腱・靱帯中の感覚受容体には③＿＿＿＿＿＿＿＿がある．関節，筋・腱などからの感覚情報は中枢に伝えられ，四肢の運動の様子，手足や身体の位置や方向などを感じることができる．

＊感覚器系のまとめ

問4 味覚について

味覚には甘味，苦味，塩味，①＿＿＿＿の基本4種と，辛味や②＿＿＿＿がある．味覚は味蕾にある味細胞で感じとる．味蕾をもつ乳頭には茸状乳頭，③＿＿＿＿，④＿＿＿＿の3つと，味蕾をもたない⑤＿＿＿＿がある．味を決める要素には，味覚だけではなく，⑥＿＿＿＿，触覚，温覚，痛覚，⑦＿＿＿＿，聴覚などが複雑に関係している．舌（味細胞）に分布する脳神経系のうち，舌の前2／3は⑧＿＿＿＿神経，後1／3は⑨＿＿＿＿神経がそれぞれ味覚に関与している．

問5 嗅覚について

臭いは鼻腔の最上部の鼻粘膜にある①＿＿＿＿で感じとる．嗅覚は②＿＿＿＿が非常に速く，同一の臭いに対しては感じなくなるが，別の臭いに対してはすばやく反応することができる．これを③＿＿＿＿という．臭いは④＿＿＿＿神経を介し大脳に伝えられる．

問6 音の経路について

音の経路は次の様に行われる．音波→外耳道→①＿＿＿＿→耳小骨（ツチ骨・②＿＿＿＿・アブミ骨）→卵円窓→前庭階→基底膜（③＿＿＿＿）器→④＿＿＿＿神経→視床→感覚神経→大脳．このような経路により音を認識する．

問7 音の感覚について

音の高低は周波数（Hz）で決まる．人が聴くことができる音は①＿＿＿＿～20,000Hzの範囲であるが，会話は②＿＿＿＿～3,000Hzの範囲である．高音は蝸牛管の入り口（卵円窓），低音は③＿＿＿＿で知覚される（ヘルムホルツの共鳴説）．一方，音の強さはdBで表され，普通の会話は④＿＿＿＿dB，雷鳴は120dBくらいである．また，音源の⑤＿＿＿＿を知覚するのは左右の耳にはいる音の時間差（特に低音）と，強度差（特に高音）によって行われる．

第12章 感覚器系

問8 平衡覚について

平衡覚は内耳の3つの半規管（三半規管）と前庭がはたらいている．また，平衡覚は小脳や①＿＿＿＿と密接な関係にある．三半規管はからだの②＿＿＿＿運動を感じとる．三半規管の膨大部には有毛細胞がありゼラチン様物質の③＿＿＿＿に覆われている．膨大部のリンパが動くと③＿＿＿＿が反応し，有毛細胞から④＿＿＿＿神経を介し大脳に伝えられる．④＿＿＿＿神経はからだの⑤＿＿＿＿を感じとる．また，内部には⑥＿＿＿＿と呼ばれる肥厚した部分があり，その表面は細かな線毛をもった感覚細胞が並んでいて，リンパが動くと⑦＿＿＿＿がくずれて，感覚細胞を刺激し中枢に伝えられ，位置の変化を感じとり反射的に体位復旧運動が起こる．

問9 映像の経路について

外界の映像は次のような順により大脳で認識される．映像→角膜→水晶体→①＿＿＿＿→網膜（②＿＿＿＿→盲斑）→視神経→③＿＿＿＿交差→大脳（後頭葉）．

問10 遠近調節について

近くを見るときは，毛様体筋が①＿＿＿＿するので②＿＿＿＿が緩み，水晶体は③＿＿＿＿なる．また，そのときの瞳孔は縮小する．毛様体筋の①＿＿＿＿と瞳孔の縮小には④＿＿＿＿神経が関与している．遠くを見るときは，毛様体筋が⑤＿＿＿＿するので②＿＿＿＿が引っ張られ，水晶体は⑥＿＿＿＿なる．また，そのときの瞳孔は散大する．毛様体筋の⑤＿＿＿＿や瞳孔の散大には⑦＿＿＿＿神経が作用している．

問11 屈折異常について

近視は眼球軸（眼球の前後径）が長すぎるか，または水晶体が①＿＿＿＿なりすぎたために，網膜の②＿＿＿＿で像が結ばれる．③＿＿＿＿レンズで補正する．遠視は眼球軸が短すぎるか，または水晶体が④＿＿＿＿なりすぎたために，網膜⑤＿＿＿＿で像が結ばれる．⑥＿＿＿＿レンズで補正する．乱視は角膜と水晶体の縦軸と横軸の⑦＿＿＿＿力に差があるために焦点に像が結ばれない．⑧＿＿＿＿レンズで補正する．老視は老齢化とともに水晶体が⑨＿＿＿＿を失って，近くが見えにくくなる．⑥＿＿＿＿レンズで補正する．

＊感覚器系のまとめ

問12 明暗調節について

外界からの光量は反射的に調節することができる．弱光のときは虹彩にある瞳孔①＿＿＿＿がはたらいて瞳孔が広がり，光を多くとりいれる．これには②＿＿＿＿神経が関与している．強光のときは虹彩にある瞳孔③＿＿＿＿がはたらいて瞳孔が縮まり，光を少なくする．これには④＿＿＿＿神経が関与している．これらの調節は瞬時に行われている．

問13 色の感覚について

網膜の①＿＿＿＿細胞には赤，②＿＿＿＿，青の色にそれぞれ反応する3種類の細胞がある．色は波長(nm)により異なるが，波長の短い順に紫，青，②＿＿＿＿，黄，赤となり赤が最も波長が長い．これらの色を混ぜ合わせて色の感覚を認識している．色の判断ができなくなることを③＿＿＿＿という．色覚異常は④＿＿＿＿遺伝であり，⑤＿＿＿＿染色体上に欠落を認める．そのため⑥＿＿＿＿性に多く，⑦＿＿＿＿性には少ない．

問14 暗順応と明順応について

明るい所から薄暗い部屋にはいると，次第に物が見えてくる．これを①＿＿＿＿順応という．網膜の②＿＿＿＿細胞にはロドプシンという感光色素があり，この色素はシス型レチナール（ビタミンAのアルデヒド）と③＿＿＿＿から構成されている．光がロドプシンに当たるとトランス型レチナールと③＿＿＿＿に分解され，そのときにでるエネルギーが視神経を刺激する．ロドプシンは①＿＿＿＿所で合成が進み，そのときビタミンAが必要である．暗い所から明るい所に急にでると，まぶしさを感じる．これはロドプシンに多量の光が反応して強い刺激が大脳に伝えられたためである．しばらくするとロドプシンが減少し，光になれてくるが，このときは④＿＿＿＿細胞がはたらいている．これを⑤＿＿＿＿順応という．その時間は①＿＿＿＿順応よりも数十倍速く物を認識することができる．

生理学きほんノート

2012年2月20日　1版1刷　　　　　　　　　ⓒ2012
2021年3月5日　　　　3刷

著　者
安谷屋　均
あだにや　ひとし

発行者
株式会社　南山堂　代表者　鈴木幹太
〒113-0034　東京都文京区湯島4-1-11
TEL 代表 03-5689-7850　　www.nanzando.com

ISBN 978-4-525-12141-9

JCOPY ＜出版者著作権管理機構 委託出版物＞

複製を行う場合はそのつど事前に(一社)出版者著作権管理機構(電話03-5244-5088,
FAX 03-5244-5089, e-mail: info@jcopy.or.jp)の許諾を得るようお願いいたします.

本書の内容を無断で複製することは，著作権法上での例外を除き禁じられています．
また，代行業者等の第三者に依頼してスキャニング，デジタルデータ化を行うことは
認められておりません．

生理学きほんノート

解答と解説編

第1章 細胞と組織・体液と電解質

＊おさえておきたい細胞と組織・体液と電解質

問1 [答] 3．色素体はない
解説　ヒト細胞に細胞壁はない．ミトコンドリアやゴルジ体などをもつ真核細胞である．

問2 [答] 1．全透膜である
解説　半透膜で，特定の物質を通す選択的透過性をもつ．

問3 [答] 真核細胞

問4 [答] 半透膜

問5 [答] 3．小腸での栄養素の吸収は能動輸送により行われる
解説　受動輸送はエネルギーを必要とせず，その移動には，拡散・濾過・浸透がある．能動輸送はエネルギーを使って物質を移動させる．

問6 [答] 能動輸送

問7 [答] 1．体液と等しい浸透圧をもつ溶液を等張液という
解説　浸透圧はモル濃度と絶対温度に比例する（P＝RnT）．また水は低い液から高い液に移動する．P（浸透圧），R（気体定数），n（溶液のモル濃度），T（絶対温度）である．

問8 [答] 1．細胞膜の両側にイオンの濃度差があると電位が生じる
解説　細胞内はK濃度が高い．Na^+-K^+ポンプにより2分子のKが細胞外に，3分子のNaが細胞内に移動する．

問9 [答] 3．核小体には遺伝子の本体となる核酸（DNA）が含まれている
解説　核小体にはDNAとは異なる核酸（RNA）が含まれている．

問10 [答] 等張液

問11 [答] Na^+-K^+ポンプ

問12 [答] 1．ゴルジ装置は分泌細胞に多くみられる
解説　リボソームはタンパク合成部分．リソソームは加水分解酵素を含み，食作用によって取り込んだ物質を分解する．

問13 [答] 核

問14 [答] ゴルジ装置

問15 [答] リボソーム

問16 [答] 3．Gタンパク質は受容体である
解説　GタンパクはGTPと結合して活性化されるタンパク質で，受容体の内側に結合している．

問17 [答] 2．cAMPやcGMPは第2メッセンジャーと呼ばれている
解説　イオンチャネル複合型受容体がある．活性化されたGタンパク質はアデニール酸シクラーゼを活性化する．

問18 [答] リソソーム

問19 [答] 3．RNAは二重ラセン構造である
解説　RNAは一重ラセン構造である．

問20 [答] 1．RNAは細胞核内と細胞質内の双方にある
解説　DNAを複製といい，DNA→RNAを転写という．翻訳とは，mRNAの塩基配列によりアミノ酸の配列が決まることをいう．

問21 [答] 3．神経細胞は生後増殖することはない
解説　常染色体は44本である．生殖細胞は減数分裂を行う．

問22 [答] リガンド

問23 [答] アデニール酸シクラーゼ

問24 ［答］3．染色体の数を調べるのは分裂期の終期が適している

解説　分裂期の中期が適している．

問25 ［答］DNA

問26 ［答］3．iPS細胞は受精卵からつくられる

解説　iPS細胞は細胞に遺伝子や化合物が加わってつくられる．ES細胞は受精卵からつくられる．

問27 ［答］1．バソプレッシン

解説　コルチゾンやグルカゴンには血糖値を上昇させるはたらきがある．バソプレッシンは腎にはたらいて尿量を減らし，体液を調節する．

問28 ［答］1．水分の摂取量と排出量が同じであれば体液量は変わらない

解説　排出量で最も多いのは尿である．摂取量が最も多いのは飲料水である．不感蒸散とは皮膚（汗など）や気道から拡散で失われる水分である．

問29 ［答］減数分裂

問30 ［答］転写

問31 ［答］1．膠質浸透圧が低下したとき

解説　静脈圧やリンパ圧が上昇すると浮腫が起きやすい．

問32 ［答］間期

問33 ［答］ゲノム

問34 ［答］3．低張性脱水時は血漿タンパクやヘマトクリット値の上昇が認められる

解説　水分の排出量＞摂取量のときである．高張性脱水時，Na濃度は上昇する．

問35 ［答］2．K^+やNa^+などは浸透圧調節に重要な役割を果たす

解説　K^+は細胞内に多く，Na^+は細胞外に多い．Ca^{2+}は細胞内より細胞外の方が多い（細胞外は約10^{-3}M，細胞内は10^{-7}M）．

問36 ［答］iPS細胞

問37 ［答］1．筋組織に多く存在する

解説　60〜65％が骨組織に，23％が筋組織に，10％が脳，肝臓，腎臓などにある．

問38 ［答］約60％

問39 ［答］間質液

問40 ［答］1．体液のpHは中性である

解説　体液のpHは弱アルカリ性である．

問41 ［答］1．中枢神経系

解説　pH調節機構として血液（血漿）や腎臓以外に肺がある．

問42 ［答］不感蒸散

問43 ［答］脱水

問44 ［答］3．胃液の分泌が過剰になると血中pHはアルカリ性側に傾くことがある

解説　胃液中の酸が多く出ると血中pHは酸性側に傾く．

問45 ［答］1．血中CO_2分圧（P_{CO_2}）増加によりアシドーシスとなる

解説　血中HCO_3^-減少によりアシドーシス，血中P_{CO_2}減少や血中HCO_3^-増加によりアルカローシスとなる．

問46 ［答］血漿緩衝作用

問47 ［答］2．嘔吐が強く起きると，胃液中の塩素が減少し代謝性アシドーシスとなる

解説　胃液中の塩素が減少すると血中の塩素が減少し，血中HCO_3^-が増加して代謝性アルカローシスとなる．

問48 ［答］アシドーシス

問49 ［答］3．過換気により多量のCO_2が血中から排出されると，呼吸性アルカローシスとなる

解説　血中CO_2が増加すると呼吸性アシドーシスとなる．呼吸性アシドーシスは血中HCO_3^-とCO_2の増加が認められる．

問50 ［答］代謝性アシドーシス

＊細胞と組織・体液と電解質のまとめ

問1 ①原核生物 ②真核生物 ③細胞質 ④坐骨

問2 ①原形質膜 ②二重 ③タンパク質 ④選択的透過性

問3 ①拡散 ②浸透圧 ③高張 ④細胞内 ⑤細胞外 ⑥等張 ⑦低張

問4 ①能動輸送 ②受動輸送 ③拡散

問5 ①能動 ②Na^+ ③K^+ ④膜電位 ⑤静止電位 ⑥活動電位

問6 ①イオンチャネル供役型 ②Gタンパク質供役型 ③酵素供役型 ④リガンド

問7 ①核内 ②DNA転写 ③mRNA ④タンパク質

問8 ①体細胞分裂 ②核分裂 ③細胞質分裂 ④間期 ⑤細胞周期 ⑥終期 ⑦DNA ⑧中 ⑨1 ⑩4

問9 ①DNA ②ヒストン ③核小体 ④リボソーム ⑤リソソーム ⑥ミトコンドリア ⑦中心体 ⑧ゴルジ装置 ⑨滑面小胞体

問10 ①60 ②間質 ③脳脊髄 ④80 ⑤70 ⑥50

問11 ①飲料水 ②代謝水 ③尿 ④不感蒸散 ⑤バソプレッシン ⑥アルドステロン

問12 ①Na^+ ②Ca^{2+} ③Cl^- ④HCO_3^{2-} ⑤pH

問13 ①リンパ管 ②静脈血管 ③膠質浸透圧 ④拡散 ⑤間質液

問14 ①中性 ②アシドーシス ③アルカローシス ④酸性 ⑤アルカリ性 ⑥肺

問15 ①酸性側 ②アシドーシス ③アルカリ側 ④アルカローシス

問16 ①水分 ②高張性 ③Na ④減少 ⑤低張性 ⑥上昇

問17 ①間質液 ②腹水 ③胸水 ④上昇 ⑤低下 ⑥透過性 ⑦閉塞 ⑧低タンパク ⑨バソプレッシン

第2章 血液と組織液

＊おさえておきたい血液と組織液

問1 [答] 1. 血液の量は体重の約8％である

解説 細胞成分（血球成分）は全血液の約45％，血漿は約55％である．pHは7.4±0.05の弱アルカリ性である．

問2 [答] 血球成分（細胞成分）

問3 [答] 酸素量が違うから

問4 [答] 3. 造血作用がある骨髄を黄色骨髄という

解説 赤色骨髄という．黄色骨髄は造血作用を失ったもので脂肪髄とも呼ばれている．

問5 [答] 16g

問6 [答] 貧血

生理学きほんノート 解答集

問7 [答] 3. 寿命は約60日である

解説 赤血球の寿命は男女共通の約120日で、肝臓や脾臓で破壊される。赤血球数の基準値は成人男性平均500万個／mm³（410〜530／mm³）、女性平均450万個／mm³（380〜480／mm³）である。

問8 [答] 溶血

問9 [答] 1. 赤血球の機能は酸素運搬である

解説 赤血球数は酸素が不足すると増加する。ビタミンB_{12}、葉酸などは骨髄からの赤血球の成長を促進する。

問10 [答] ビリルビン

問11 [答] 2. ヘモグロビンは赤血球中に約1／3含まれている

解説 ヘモグロビンはヘムという鉄（4分子）とグロビン（1分子）を含む有機色素タンパクからなる。1gのヘモグロビン（Hb）は1.34mLの酸素と結合できる。したがって100mLの血液は、20.1mL（1.34mL×15g／dL（Hb量））の酸素を運搬することができる。

問12 [答] 3. エリスロポイエチンは赤血球数を増加させる

解説 できたばかりの新しい赤血球を網状赤血球といい、約2日で通常の成熟した赤血球となる。低張食塩液に入れると赤血球は破壊され溶血が起きる。酸素欠乏により腎臓からエリスロポイエチンが放出され、赤芽球分裂・増殖を促進する。

問13 [答] 3. ヘマトクリット値が上昇すると血液の粘度性は低くなる

解説 ヘマトクリット値が上昇すると血液の粘度性は高くなる。成人女性の基準値は36〜42％で、ヘマトクリット値を知ることにより貧血を評価することができる。

問14 [答] 1. ビリルビンが小腸から肝臓を循環する経路をいう

解説 肝臓で生成されたビリルビンが総胆管を介し十二指腸に入り、その一部が十二指腸から吸収され再び肝臓へ入る。この循環を腸肝循環という。

問15 [答] 3. リンパ球は核をもたない白血球である

解説 白血球はすべて核をもっている。顆粒球である好中球は60〜70％、好酸球は1〜4％、好塩基球は0.5％をそれぞれ占める。顆粒球やマクロファージの産生はコロニー刺激因子やインターロイキシン（サイトカインの一種）などにより促進される。

問16 [答] 2. 好酸球はアレルギー反応を抑制する作用がある

解説 貪食作用は好中球より単球の方が強い。マクロファージは単球のことである。

問17 [答] 免疫

問18 [答] 好中球

問19 [答] 単球

問20 [答] 3. 抗原提示細胞としてはたらく

解説 単球は顆粒をもたない。ヒスタミンを含んでいるのは好塩基球である。単球はTリンパ球に伝達する抗原提示細胞としてはたらく。

問21 [答] 好塩基球

問22 [答] 好酸球

問23 [答] 1. Tリンパ球よりBリンパ球の方が少ない

解説 ストレス時などは特に好中球が増加する。Tリンパ球は胸腺（Thymus）で成熟する。血中でTリンパ球は70〜80％、Bリンパ球は20〜30％を占める。

問24 [答] 非特異的生体防御

問25 [答] ナチュラルキラー細胞（NK細胞）

問26 [答] 2. ナチュラルキラー細胞（NK細胞）は、がん細胞などを破壊する作用がある

解説 皮膚表面は酸性である。インターフェロンには抗ウイルス作用、腫瘍細胞増殖抑制作用、NK細胞活性化作用などがある。

問27 [答] インターフェロン

問28 [答] 3. インターロイキンはリンパ球やマクロファージなどの機能を抑制する

解説 インターロイキンは、リンホカインとサイトカインの総称で、リンパ球やマクロファージなどのはたらきを活性化させる。

問29 [答] 補体

問30 [答] 3．Bリンパ球は形質細胞（プラズマ細胞）となる

解説　リンパ球はウイルスに対し反応する．Tリンパ球は液性免疫としてはたらく．

問31 [答] 1．Ⅰ型アレルギー

解説　アナフィラキシーはⅠ型アレルギーで，食物アレルギー，蜂毒，花粉症，アレルギー性喘息（ぜんそく）などの種類があり，抗体としてIgE，IgGが関与している．

問32 [答] オプソニン作用

問33 [答] 3．胸腺内には未熟な胸腺細胞があり，この細胞は分化して成熟したB細胞となる

解説　胸腺内にはTリンパ球の未熟な胸腺細胞があり，この細胞は分化して成熟したT細胞となる．

問34 [答] IgG

問35 [答] 3．機能は血液凝固作用である

解説　血小板は核をもたない細胞で，基準値は男女同数で30万個／mm³（20〜40万／mm³）である．

問36 [答] IgA

問37 [答] 2．血漿には酸塩基平衡を調節する重炭酸塩が含まれている

解説　血漿の水分量は約90％である．血漿タンパク質はアルブミン（4.5g／dL）＞グロブリン（2.5g／dL）＞フィブリノゲン（0.3g／dL）の順に量が多い．

問38 [答] IgE

問39 [答] 3．フィブリノゲンは血液凝固に関与しているタンパク質である

解説　膠質浸透圧にはアルブミンが重要な役割を果たす．抗体産生にはグロブリンのうちγ-グロブリンが関与している．

問40 [答] ヒト組織適合性抗原（HLA）

問41 [答] γ-グロブリン

問42 [答] 3．止血しても血管内に血栓ができないのは，プラスミンの作用があるためである

解説　血液凝固はトロンボプラスチンがプロトロンビンに作用することから始まる．止血過程で白色血栓（血小板血栓）に続いて赤色血栓（凝固血栓）が起き，止血が完了する．プラスミンにはフィブリン（線維素）を溶かす作用があり，これを線溶（線維素溶解）という．

問43 [答] アルブミン

問44 [答] 2．血液凝固過程に必要なイオンはCaである

解説　プロトロンビンはビタミンKにより活性化される．血友病A（伴性遺伝病）は第Ⅷ因子である抗血友病の欠乏により発症する．また，血友病B（伴性遺伝病）は第Ⅸ因子であるクリスマス因子の欠乏により発症する．日本では血友病Aの方が血友病Bよりも多く，その割合はほぼ5:1である．

問45 [答] フィブリノゲンの有無

問46 [答] 3．フィブリンに作用する

解説　プラスミンがフィブリン（線維素）に作用し，これを溶かすことを線溶（線維素溶解）という．

問47 [答] 2．血液凝固時間の基準値は8分である

解説　出血時間の基準値は1〜3分，プロトロンビン時間は10〜12秒である．

問48 [答] 血小板

問49 [答] 線溶（線維素溶解）

問50 [答] 3．Rh（＋）の両親からRh（－）の子が生まれる可能性はない

解説　生まれる可能性はある．すなわち，両親Rh（＋）の遺伝子型がDd型であれば，Rh（－）のddが生まれる可能性がある．

✱ 血液と組織液のまとめ

問1 ①運搬 ②保護 ③止血 ④体温 ⑤体液量

問2 ①8 ②抗凝固剤 ③血漿 ④白血球 ⑤血小板 ⑥赤血球 ⑦55 ⑧45 ⑨酸素量 ⑩静 ⑪7.4

問3 ①核 ②500 ③450 ④酸素 ⑤二酸化炭素 ⑥骨髄 ⑦網状赤血球 ⑧葉酸 ⑨エリスロポイエチン ⑩120 ⑪クッパー ⑫マクロファージ

問4 ①グロビン ②ヘム ③間接 ④グルクロン ⑤直接 ⑥ウロビリノーゲン

問5 ①高張 ②低張 ③溶血 ④等張 ⑤0.9 ⑥生理食塩水 ⑦リンゲル

問6 ①赤血球 ②14 ③12 ④ヘム ⑤グロビン ⑥鉄 ⑦酸化 ⑧動脈 ⑨還元 ⑩静脈

問7 ①血球 ②赤血球 ③45 ④40 ⑤貧血 ⑥高血圧

問8 ①赤血球 ②グリコヘモグロビン ③6.5

問9 ①核 ②6,500 ③好中球 ④好酸球 ⑤好塩基球 ⑥単球 ⑦多能性幹細胞

問10 ①食菌作用 ②アメーバー ③リソソーム ④強い ⑤膿 ⑥ヒスタミン ⑦アレルギー ⑧凝固 ⑨マクロファージ ⑩抗原提示細胞 ⑪胸腺 ⑫骨髄 ⑬多い ⑭細胞 ⑮液 ⑯Bリンパ球

問11 ①免疫 ②抵抗力 ③抗原 ④抗体 ⑤恒常性

問12 ①即時 ②遅延 ③アナフィラキシー ④IgE ⑤細胞傷害 ⑥IgG ⑦免疫複合体 ⑧IgM

問13 ①核 ②30 ③血液凝固 ④トロンボプラスチン ⑤脾臓

問14 ①液体 ②55 ③水 ④アルブミン ⑤グロブリン ⑥フィブリノゲン ⑦ブドウ糖 ⑧中性脂肪 ⑨コレステロール

問15 ①トロンボプラスチン ②トロンビン ③フィブリン(線維素) ④プラスミン ⑤線維素溶解

問16 ①トロンボプラスチン ②Ca^+ ③トロンビン ④フィブリン(線維素) ⑤血小板血栓 ⑥凝固血栓 ⑦出血時間

問17 ①Ca ②抗トロンビン ③抗プロトロンビン ④血小板 ⑤エイコサペンタエン酸 ⑥血小板凝集 ⑦フィブリン(線維素)

問18 ①抗原抗体 ②赤血球 ③血清 ④A ⑤β ⑥B ⑦α ⑧AB ⑨なし ⑩9 ⑪AO ⑫BO

問19 ①赤血球 ②Rh_0 ③1 ④Dd ⑤優性

第3章 循環器系

＊おさえておきたい循環器系

問1 [答] 1. 体循環の始まりは左心室である

解説 肺動脈は静脈血である．全血液量で動脈血は約25%，静脈血は約64%である．

問2 [答] 2. 最も血流速度が速いのは大動脈血管である

解説 血流速度は血管の総断面積に反比例する．循環血流量は，体循環に4／5，肺循環は1／5である．

問3 [答] 左心房

問4 [答] 洞(房)結節

問5 [答] 2. 間質液のタンパク質濃度が低下するとリンパ流量は増加する

解説 間質液のタンパク質濃度が上昇すると流量は増加する．

問6 [答] 2. 冠血流量は心筋の酸素消費量に比例して減少する

解説 冠血流量は心筋の酸素消費量に比例して増加する．

問7 [答] 自動性

問8 [答] 3. 精神興奮時と睡眠中の脳血流量は変わらない

解説 血中のCO_2増加は脳血流量を増加させ，カフェインは脳血流量を低下させる．全身の血圧が変動しても，脳血流量は常に一定に保たれている．

問9 [答] 1. 肝臓への血液流量は心拍出量の約25%である

解説 肝臓の血液貯蔵量は全血液量の約15%．肝臓への栄養血管は肝動脈である．

問10 [答] トロポニン

問11 [答] 自律神経

問12 [答] 3. 交感神経が刺激されると，肺血管が収縮し肺循環量は減少する

解説 栄養血管は気管支動脈である．肺循環系は低圧系で収縮期圧は約23mmHg，拡張期圧は9mmHgで体循環の約1／10である．

問13 [答] 1. 肺血管の抵抗が高いため，肺への血流はごくわずかである

解説 臍動脈(2本)は胎児から排出された二酸化炭素や老廃物などを胎盤に送る静脈血の血管である．右心室からの血液は動脈管(ボタロー管)を通り大動脈血管へ送り出される．

問14 [答] アシュネル反射

問15 [答] 3. スターリングの法則に従う

解説 心筋には自動性がある．心筋はいかなる刺激に対しても単収縮を行う．

問16 [答] 2. アドレナリンにより収縮力が増す

解説 トロポニンとCa^{2+}が結合し収縮が始まる．細胞間には電気抵抗が低い「介在板(境界板)」があり，心臓全体が急速に収縮できる．

問17 [答] K

問18 [答] Na電流

問19 [答] 不応期

問20 [答] 2. 活動電位の閾値電位が高くなるとリズムは速くなる

解説 閾値電位が低くなると洞(房)結節のリズムは速くなる．その他最大拡張期脱分極相の勾配などがリズムに関与してくる．

問21 [答] 2. 興奮はNa^+の細胞内流入により起きる

解説 静止電位は−70〜−90mVである．活動電位の持続時間はK^+により左右される．

問22 [答] 心房

問23 [答] 2.等容性収縮期の大動脈弁は開いている
解説 大動脈弁は閉じている．

問24 [答] 2.左心室
解説 心臓内圧は左心室＞右心室＞左心房＞右心房の順に高い．

問25 [答] 単収縮

問26 [答] スターリングの法則

問27 [答] 3.交感神経刺激により変力作用が増強される
解説 右迷走神経は洞(房)結節のリズムを遅延し，左迷走神経は房室結節伝導時間を延長する．

問28 [答] 弁膜の開閉音

問29 [答] 心臓内圧と血管内圧の差

問30 [答] 大静脈

問31 [答] 1.成人より学童期の方が少し多い
解説 昼間は交感神経が優位のため夜間睡眠中より多く，体温上昇は心拍数を上昇させる．

問32 [答] 1.頸動脈洞反射は心拍数を増加させる
解説 頸動脈洞反射は頸動脈圧上昇により圧受容体が反応し，迷走神経が刺激され心拍数と血圧を低下させる．

問33 [答] 2.QRS群
解説 P波は心房の脱分極，T波は心室の再分極をそれぞれ示している．

問34 [答] 血圧

問35 [答] 交感神経

問36 [答] 2.Ⅰ音よりⅡ音の方が大きく聴こえる
解説 心音は弁膜の開閉音である．Ⅱ音は等容性拡張期で聴こえる．

問37 [答] 平均血圧

問38 [答] 脈圧

問39 [答] 1.大動脈は細動脈に比べ血管抵抗が高い
解説 大動脈より細動脈の方が血管抵抗は高い．

問40 [答] 140

問41 [答] 3.収縮期血圧と拡張期血圧は臥位，座位，立位の順に高い
解説 拡張期血圧は立位，座位，臥位の順に高い．
(参考)血圧は「心拍出量」×「末梢血管抵抗性」で決まる．ヒスタミン，乳酸，Kなども血管を拡張させ血圧を下げる．

問42 [答] 3.高齢者は脈圧が小さくなる傾向にある
解説 脈圧が大きくなる．高齢者は収縮期圧が上昇し拡張期圧が低下するため，脈圧は大きくなる．

問43 [答] 筋肉ポンプ作用

問44 [答] 血管の総断面積

問45 [答] 2.平均血圧は収縮期血圧と拡張期血圧との平均である
解説 平均血圧は「(脈圧／3)＋拡張期血圧」で求める．収縮期血圧と拡張期血圧のどちらか一方または両方が基準値以上であれば，高血圧と判断する．

問46 [答] 3.静脈血管壁は伸展性(コンプライアンス)が低い
解説 静脈血管壁は柔軟性に富んでいるので伸展性(コンプライアンス)が高い．

問47 [答] 不整脈

問48 [答] 1回拍出量

問49 [答] 3.下大静脈は酸素が多い血液が流れている
解説 肺動脈圧は大動脈圧より高いので，肺への血液は流れにくい．肺でのガス交換はなく，胎盤で行われる．

問50 [答] 造血幹細胞

✽ 循環器系のまとめ

問1 ①左心室　②大動脈　③大静脈　④右心房　⑤右心室　⑥肺動脈　⑦肺静脈　⑧左心房　⑨動脈　⑩静脈

問2 ①静止　②Na-K　③K$^+$　④Na$^+$　⑤脱分極　⑥Ca　⑦プラトー　⑧再分極　⑨活動

問3 ①傾斜　②最大拡張期電位　③閾値　④促進　⑤遅延

問4 ①脱分極　②再分極　③絶対　④相対　⑤長　⑥短　⑦短縮　⑧延長

問5 ①ミトコンドリア　②介在板(境界板)　③スターリング　④全か無か　⑤階段　⑥単

問6 ①洞(房)結節　②房室結節　③ヒス束　④プルキンエ線維

問7 ①アシュネル　②頸動脈洞　③大動脈体

問8 ①駆出期　②充満期　③半月

問9 ①心拍数　②橈骨　③上腕　④総頸　⑤浅側頭　⑥大腿　⑦結代(滞)　⑧不整脈　⑨頻脈　⑩徐脈　⑪速脈　⑫遅脈

問10 ①洞(房)結節　②房室結節　③増加　④促進　⑤増強　⑥心拍数　⑦房室　⑧変時　⑨変力　⑩変伝導

問11 ①1回拍出　②70　③心拍出　④5.25

問12 ①標準肢　②単極肢　③胸部　④刺激伝導系　⑤心房　⑥心室　⑦心室の興奮終了の差　⑧洞結節　⑨房室結節

問13 ①僧帽　②三尖　③肺動脈　④大動脈　⑤心尖　⑥閉鎖　⑦心基　⑧R　⑨T　⑩収縮　⑪拡張

問14 ①側圧力　②動脈　③水銀　④最大　⑤最小　⑥脈圧　⑦末梢血管抵抗性　⑧拡張期血圧　⑨低　⑩高

問15 ①高　②低　③上昇　④下降　⑤臥位　⑥座位　⑦立位

問16 ①140　②90　③本態性　④二次性　⑤100　⑥起立性

問17 ①伸展性(コンプライアンス)　②収縮　③容積血管　④重力　⑤0　⑥筋肉ポンプ　⑦弁　⑧水分

問18 ①胎盤　②二酸化炭素　③静脈　④酸素　⑤動脈　⑥静脈管(アランチウス管)　⑦卵円孔　⑧左心房　⑨上　⑩動脈管(ボタロー管)

第4章　呼吸器系

✽ おさえておきたい呼吸器系

問1 [答] 2．内呼吸は肺と毛細血管のガス交換をいう

解説　内呼吸は各組織と毛細血管のガス交換をいう．

問2 [答] 毛細血管

問3 [答] 3. 肺胞内での拡散速度は，CO_2より分圧差が大きいO_2の方が速い

解説 CO_2の方がO_2より20～30倍速い．

問4 [答] 3. ガス運搬作用

解説 ガス運搬作用はない．生理作用は加温・加湿・防御作用などである．

問5 [答] 3. 空気中にCOが2％以上あると，酸素とヘモグロビンの結合力は増す

解説 結合力は減る．0.1％で全ヘモグロビンの半分がHbCOとなり，0.2％で危険である．COのヘモグロビンに対する親和力は酸素の200倍以上である．

問6 [答] 橋

問7 [答] 3. 呼吸は自律神経のみにより調節されている

解説 呼吸は延髄の自発的なはたらきにより自律神経を介し呼吸を調節するほか，脊髄神経系である横隔神と肋間神経により呼吸筋を操作している．

問8 [答] 3. 頸動脈小体はO_2分圧（P_{O2}）の低下に反応し呼吸数を促進させる

解説 延髄はP_{CO2}の上昇に反応し呼吸数を促進させる．大動脈小体は頸動脈小体と同様にP_{O2}の低下に反応し呼吸数を促進させる．

問9 [答] 大動脈弓

問10 [答] 延髄

問11 [答] 促進される

問12 [答] 炭酸（CO_2）ガスナルコーシス

問13 [答] 3. 動脈血pH低下

解説 体温低下やpH上昇は，呼吸数が減少する．

問14 [答] 3. 呼息時の胸腔内圧は陽圧となる

解説 呼息時，胸腔内圧は陰圧であるが，肺胞内圧は陽圧となる．

問15 [答] ヘーリング・ブロイエル反射

問16 [答] 陰圧

問17 [答] 1. 胸式呼吸は男性に比べて女性の方が多い

解説 男女とも腹式呼吸が多い．

問18 [答] 横隔膜

問19 [答] 3. 老年の呼吸数は成人とあまり変わらない

解説 呼吸数は新生児40～60回／分，乳児30～40回／分である．成人女性の方が成人男性よりやや多い．

問20 [答] 1. クスマール呼吸は深い呼吸を繰り返す呼吸型を示す

解説 ビオー呼吸は無呼吸と頻呼吸を繰り返す不規則な呼吸型を示す．チェーン・ストークス呼吸は無呼吸から徐々に深い呼吸になり再び無呼吸を繰り返す周期性の呼吸型を示す．

問21 [答] 2. 過呼吸は呼吸性アシドーシスを起こす

解説 過呼吸は呼吸性アルカローシスを起こす．

問22 [答] 頻呼吸

問23 [答] 少呼吸

問24 [答] 睡眠時無呼吸症候群

問25 [答] 1. 運動開始直後

解説 運動開始直後は酸素摂取量が需要量を下回るため酸素負債が生じる．

問26 [答] 酸素負債を取り戻すため

問27 [答] 2. 最大酸素摂取量は運動の種類により異なる

解説 酸素摂取量(mL／分)＝1回拍出量×心拍数×動静脈酸素較差(mLO_2／mL)から算出できる．呼吸商の値から運動によりどの栄養素がエネルギー源として使われたかが分かる．呼吸商RQ＝CO_2排出量／O_2摂取量．

問28 [答] 呼吸商PQ

第4章　呼吸器系

問29　[答] 1回拍出量

問30　[答] 機能的残気量

問31　[答] 2．記録装置により描き出された曲線をスパイログラムという

解説　肺気量の測定方法をスパイロメトリー，肺気量の記録装置をスパイロメーターという．

問32　[答] 3．肥満の人・妊婦などの肺活量は増大する

解説　肥満・妊婦などの肺活量は低下する．

問33　[答] 2．肺活量は「予備吸気量＋予備呼気量」である

解説　肺活量＝1回換気量＋予備吸気量＋予備呼気量である．

問34　[答] 肺の機能状態

問35　[答] 身長

問36　[答] 3,000～4,000mL

問37　[答] 1．予備吸気量

解説　予備吸気量（1,500mL～2,000mL），予備呼気量（800mL～1,500mL），残気量（約500mL～1,500mL）である．

問38　[答] 気道の状態

問39　[答] 1．肺活量80％，1秒率70％は正常である

解説　「肺活量の低下，1秒率が正常」の場合，拘束性障害が考えられ，「肺活量が正常，1秒率の低下」の場合，閉塞性障害が考えられる．

問40　[答] 1．浅くて速い呼吸より，遅くて深い呼吸の方がガス交換の効率はよい

解説　100％のO_2を吸うと気道などでO_2が奪われるため100％とはならない．静脈血には酸素分圧は約40mmHgある．

問41　[答] 死腔

問42　[答] 1．肺内圧Pと肺容量Vの比により測定でき，その基準値は2.0L／CmH_2Oである

解説　基準値は0.2L／CmH_2Oである．

問43　[答] 肺コンプライアンス

問44　[答] 2．表面活性物質により肺胞内の球形が維持されている

解説　表面活性物質をサーファクタントという．表面活性物質が十分に産生できないと，肺胞は肺胞がつぶれて呼吸障害を起こす．

問45　[答] 肺表面活性物質（サーファクタント）

問46　[答] 2．ヘモグロビンと結合できなかったO_2は血漿中に溶解される

解説　O_2ガスやCO_2ガスなどは，分圧の高いところから低いところへ移動する性質がある．運搬されたCO_2の約90％は赤血球に入り，H_2Oと反応しHCO_3^-となる．

問47　[答] HCO_3^-

問48　[答] 1．血中のpHが酸性側になった場合

解説　CO_2の上昇・pHの低下・乳酸の上昇・体温の上昇などは飽和度が低下する．

問49　[答] 酸素解離曲線

問50　[答] 2．CO_2

解説　CO_2は約＋4％，O_2は－5％，N_2は0％である．

＊呼吸器系のまとめ

問1　①加温　②加湿　③線毛上皮　④痰　⑤リゾチーム　⑥殺菌作用

問2　①自発的　②自律神経　③脊髄神経系　④CO_2（二酸化炭素）　⑤O_2（酸素）　⑥pH

問3 ①外肋間　②肋骨　③横隔膜　④胸郭　⑤陰圧

問4 ①陰圧　②陽圧

問5 ①腹式呼吸　②胸式呼吸　③胸腹式呼吸

問6 ①40　②30　③20　④12　⑤多　⑥成人　⑦増加　⑧低下

問7 ①チェーン・ストークス　②ビオー　③クスマール　④無　⑤頻　⑥深い

問8 ①1回換気量　②予備吸気量　③予備呼気量　④3,500　⑤2,500　⑥体重　⑦大きい（＜）　⑧減少

問9 ①最大呼気終末　②スパイロメトリー　③500～1,500　④呼気終末　⑤残気量　⑥予備呼気量　⑦1,300～3,000

問10 ①1秒量　②努力肺活量　③70　④気道

問11 ①気管　②気管支　③死腔　④肺胞換気

問12 ①伸展性　②肺内圧　③肺容量　④酸素　⑤肺表面活性物質（サーファクタント）

問13 ①安静1回換気　②呼吸　③0.2　④拡張　⑤安静　⑥呼気位　⑦吸気位　⑧気道

問14 ①上皮細胞　②表面活性　③表面張力　④高　⑤低

第5章　消化器系

＊おさえておきたい消化器系

問1 [答] 2. 咀嚼運動は主に三叉神経が関与している

解説　口腔内の消化運動には咀嚼運動, 嚥下運動の2つがある. 舌の運動は舌下神経により支配される.

問2 [答] 3. 嚥下運動は舌咽神経や迷走神経などが関与している

解説　第1相は随意運動, 第2-3相は不随意運動である.

問3 [答] 舌下腺

問4 [答] 耳下腺

問5 [答] 2. 唾液にはタンパク質を分解する酵素が含まれている

解説　唾液には糖質（デンプン）分解酵素プチアリンが含まれている.

問6 [答] 1. pHは弱アルカリ性である

解説　唾液のpHは弱酸性である.

問7 [答] 3. 胃や腸に食塊が入ると反射的に唾液が分泌される

解説　唾液の分泌量は交感・副交感神経とも差はない. 交感神経刺激により粘液性の唾液が分泌される.

問8 [答] プチアリン

問9 [答] 2. 食道の蠕動運動は交感神経により促進される

解説　食道は消化酵素を含む消化液は分泌しない.「胸焼け」は塩酸（胃酸）により生じる.

問10 [答] 2. 胃液の分泌量は約1,800mL／日である

解説　胃腺には胃底腺, 噴門腺, 幽門腺の3つがある. 胃底腺の主細胞からはペプシノゲンが分泌される.

問11 [答] ムチン

問12 [答] リゾチーム

問13 [答] 3．レンニンは成人では認められない
解説 ペプシンはタンパク分解酵素である．ムチンは胃底腺，噴門腺，幽門腺から分泌される．

問14 [答] 蠕動運動

問15 [答] 1．分泌は交感神経により抑制される
解説 胃腸反射は胃液の分泌を抑制し，インスリンやヒスタミンは促進する．

問16 [答] 糖質と脂質

問17 [答] ペプシン

問18 [答] 3．エンテロガストロンにより蠕動運動は促進される
解説 エンテロガストロンは十二指腸から分泌されるホルモンで，蠕動運動を抑制する．

問19 [答] 2．胃ではアルコールが吸収される
解説 ピロリ菌は胃炎などを誘発する．胃液のpHは食物摂取時に1.0，空腹時に3.0〜5.0くらいである．

問20 [答] 塩酸（胃酸）

問21 [答] ヘリコバクター・ピロリ菌

問22 [答] 3．膵液のpHはアルカリ性である
解説 膵臓には消化運動はない．膵液の分泌量は500〜800mL／日である．

問23 [答] 2．脂肪の消化を助ける作用がある
解説 胆嚢には腺細胞はない．胆汁のpHはアルカリ性である．

問24 [答] トリプシン

問25 [答] アミロプシン

問26 [答] 1．小腸の消化運動には蠕動運動と分節運動の2つがある
解説 小腸の消化運動には蠕動・分節・振子運動の3つがある．

問27 [答] 肝臓

問28 [答] 乳化

問29 [答] 3．腸液のpHはアルカリ性である
解説 消化酵素はリーベルキューン腺（腸腺）から分泌される．腸液の分泌量は約2,000mL／日である．

問30 [答] 振子運動

問31 [答] 2．脂肪分解酵素を含んでいる
解説 消化酵素は含まれない．

問32 [答] リーベルキューン腺（腸腺）

問33 [答] ペプチターゼ

問34 [答] 2．スクラーゼは，ショ糖をブドウ糖と果糖に消化（分解）する
解説 マルターゼは麦芽糖を2分子のブドウ糖に，ラクターゼは乳糖をブドウ糖とガラクトースにそれぞれ消化（分解）する．

問35 [答] 3．ヒスタミン
解説 交感神経は抑制する．ガストリンの効果はない．

問36 [答] リパーゼ

問37 [答] 毛細血管

問38 [答] 1．水分のほとんどは大腸で吸収される
解説 水分は約90％が小腸で吸収される．残る約10％は大腸で吸収される．

問39 [答] 2．ブドウ糖
解説 果糖と脂肪酸は受動的（拡散）により吸収される．

問40 [答] 2. 大腸の運動は小腸と同様に自動性があり，自律神経により調整されている

解説 胃・結腸反射は横行結腸からS状結腸でみられる強い蠕動運動のこと．ニコチンは大腸の蠕動運動を促す．

問41 [答] S状結腸

問42 [答] 延髄

問43 [答] 1. 大腸の粘膜から大腸液が分泌され，タンパク質分解酵素のみが含まれている

解説 大腸液には消化酵素は含まれない．

問44 [答] 3. 排便反射は大脳により抑制されている

解説 排便の下位中枢は仙髄である．内肛門括約筋は弛緩する．

問45 [答] 陰部神経

問46 [答] 器質的便秘

問47 [答] 2. 習慣性便秘は弛緩性便秘のことで，便をがまんすることなどにより起きる

解説 習慣性便秘は直腸性便秘のことをいう．

問48 [答] 尿素回路

問49 [答] 3. 血液凝固因子であるトロンボプラスチンを生成する作用がある

解説 血液凝固物質であるプロトロンビンやフィブリノゲンを生成する．

問50 [答] シトクロムP450

＊消化器系のまとめ

問1 ①耳下腺 ②顎下腺 ③交感 ④副交感 ⑤量 ⑥脳 ⑦味覚 ⑧胃腸

問2 ①潤滑 ②抗菌 ③プチアリン ④麦芽糖 ⑤ムチン ⑥リゾチーム ⑦IgA ⑧炭酸水素塩

問3 ①口腔 ②咽頭 ③食道 ④顔面 ⑤舌下 ⑥無呼吸 ⑦延髄 ⑧胃

問4 ①噴門腺 ②胃底腺 ③幽門腺 ④ムチン ⑤ペプシノゲン ⑥塩酸 ⑦ペプシン ⑧殺菌 ⑨ペプトン ⑩エンテロガストロン ⑪ガストリン ⑫脳 ⑬胃 ⑭腸

問5 ①脳 ②胃 ③腸 ④トリプシン ⑤アミロプシン ⑥ステアプシン ⑦ポリペプチド ⑧麦芽糖 ⑨脂肪酸

問6 ①肝臓 ②濃縮 ③ステアプシン ④脂肪酸 ⑤Ca⁺ ⑥腐敗 ⑦腸管

問7 ①ガストリン ②セクレチン ③ビリキニン ④膵液 ⑤胃 ⑥小腸 ⑦大腸 ⑧胆嚢 ⑨吸収 ⑩腸液

問8 ①アミノ酸 ②ブドウ糖 ③毛細血管 ④肝臓 ⑤脂肪酸 ⑥毛細リンパ管 ⑦左鎖骨下 ⑧能動

問9 ①50 ②骨盤 ③大脳 ④仙髄 ⑤内肛門括約 ⑥陰部 ⑦外肛門括約 ⑧排便 ⑨腹

問10 ①逆蠕動 ②分節 ③大腸 ④水分 ⑤横行 ⑥下行 ⑦胃大腸反射 ⑧自動性 ⑨抑制 ⑩促進

問11 ①グリコーゲン ②血糖値 ③アルブミン ④尿素回路 ⑤コレステロール ⑥性 ⑦アセトアルデヒド ⑧胆汁 ⑨クッパー ⑩シトクロム ⑪解毒 ⑫プロトロンビン ⑬凝固 ⑭抑制 ⑮生成 ⑯破壊 ⑰血液

第6章 体温・代謝

＊おさえておきたい体温・代謝

問1 [答] 2．皮膚
解説 心臓や脳などの身体内部の温度を核心温度という．

問2 [答] 3．核心温度は外気温に左右されない
解説 熱の移動は血液により行われる．手足の体温は低く，頭部は高い．

問3 [答] 核心温度

問4 [答] 直腸

問5 [答] 2．腋窩温
解説 体温は直腸温＞口腔温＞腋窩温の順に高い．最近では鼓膜温が測定され，鼓膜温は深部体温と呼ばれ38℃近くを示すが，測定にばらつきがある．参考として測定値は直腸温＞口腔温＞鼓膜温＞腋窩温となっている．

問6 [答] 3．交感神経がはたらくと体温は上昇する
解説 体温は早朝が最も低く，夕刻が最も高い．レム睡眠期は体温調節が行われない．

問7 [答] 基礎体温

問8 [答] 骨格筋

問9 [答] 放射

問10 [答] 1．新生児は外気温に影響を受けやすい
解説 新生児期から幼児期までは体温調節が未発達のため，外気温に影響を強く受けやすい．男女差はほとんどみられない．

問11 [答] 間脳の視床下部

問12 [答] 2．排卵後は体温が上昇する
解説 朝の覚醒直後，起床前に臥位の状態で口腔にて測定する．妊娠中は高温が維持される．

問13 [答] 1．体熱の産生量で最も多いのは骨格筋である
解説 安静時でも熱産生量は骨格筋が最も多い．熱産生量で多いのは脂肪である．熱量1gあたり，脂質＞糖質＝タンパク質の順に多い．

問14 [答] 体温中枢

問15 [答] アドレナリン

問16 [答] 1．サイロキシン
解説 アセチルコリンやノルアドレナリンは直接関与しない．

問17 [答] 2．伝導
解説 熱放散量は放射＞蒸発＞伝導の順に多い．

問18 [答] 1．大脳
解説 体温調節中枢は脊髄，延髄，中脳そして間脳である．

問19 [答] 3．体温の下限は30℃前後である
解説 皮膚では冷受容器の方が多い．血液温が高いときは，放射の促進がはたらく．

問20 [答] 交感神経

問21 [答] エクリン腺

問22 [答] 1．インターフェロンは，体温調節中枢にはたらき発熱を引き起こす
解説 発熱時は皮膚血管の収縮がある．基礎代謝は増加する．

問23 [答] 2．アポクリン腺は体温調節に関与している
解説 体温調節に関与するのはエクリン腺である．

問24 [答] 間脳の視床下部

問25 [答] 3. 発汗がみられる
解説 発汗は停止している．

問26 [答] 1. 汗は血漿より低張である
解説 汗のpHは酸性である．汗の食塩濃度は尿に比べ低い．

問27 [答] 精神性発汗

問28 [答] 半側性発汗

問29 [答] 3. タンパク質は多数のアミノ酸のグリコシド結合により構成されている
解説 タンパク質はペプチド結合である．

問30 [答] グリコシド結合

問31 [答] 1. 糖質はC，O，Hからなる化合物である
解説 麦芽糖は2分子のブドウ糖からなる．多糖類はグリコシド結合からなる．

問32 [答] 3. 脳や神経組織はリン脂質から構成されている
解説 脳や神経組織は糖脂質（ガングリシドなど）から構成されている．

問33 [答] ビタミンA

問34 [答] ビタミンK

問35 [答] 2. クエン酸回路（TCA回路）での最終生成物はH_2OとCO_2である
解説 解糖は細胞質内で行われる．糖新生は糖以外の物質をブドウ糖にする過程である．

問36 [答] 3. 尿素回路は尿素をアンモニアにする回路で，主に腎臓で行われる
解説 尿素回路はアンモニアを尿素にする回路で，主に肝臓で行われる．

問37 [答] ビタミンC

問38 [答] 解糖

問39 [答] クエン酸回路（TCA回路）

問40 [答] 3. 血中に過剰にケトン体が増えると，アルカローシスとなる
解説 血中ケトン体上昇により代謝性アシドーシスとなる．

問41 [答] 糖新生

問42 [答] 2. インスリンは脂肪の分解を促進し，血中の脂肪酸を増加させる
解説 インスリンは脂肪合成を促進させる．

問43 [答] 1. キロミクロンは吸収した中性脂肪やコレステロールを運搬する
解説 LDLは肝臓から末梢血管へ，HDLは末梢血管から肝臓へ中性脂肪やコレステロールを運搬する．

問44 [答] カテコールアミン

問45 [答] 尿素

問46 [答] 2. RNAを構成する塩基にチミンがある
解説 RNAを構成する塩基はウラシル，アデニン，グアニン，シトシンがある．

問47 [答] 高比重リポタンパク質（HDL）

問48 [答] 基礎代謝率

問49 [答] 2. 特異動的作用は脂質が最も大きい
解説 異動的作用はタンパク質（30%）が最も大きく，糖質は6%，脂質は4%〜10%である．

問50 [答] エネルギー代謝率

第6章　体温・代謝

＊体温・代謝のまとめ

問1 ①核心　②外殻　③腋窩　④直腸

問2 ①口腔　②上昇　③低下　④高　⑤黄体

問3 ①骨格筋　②肝臓　③ホルモン　④放射　⑤対流　⑥低い　⑦不感蒸泄

問4 ①視床下部　②脊髄　③温度受容器　④熱産生　⑤交感　⑥収縮　⑦サイロキシン　⑧コルチゾン　⑨肝臓　⑩アドレナリン

問5 ①血管　②視床下部　③交感　④コリン作動性交感　⑤エクリン　⑥大汗　⑦思春

問6 ①温熱性　②精神性　③味覚性

問7 ①炭水化物　②単糖類　③二糖類　④多糖類　⑤ショ糖　⑥麦芽糖　⑦乳糖　⑧グリコシド　⑨グリコーゲン　⑩デンプン　⑪ブドウ

問8 ①脂肪酸　②エステル　③肝臓　④飽和脂肪酸　⑤不飽和脂肪酸　⑥ステロイド　⑦D

問9 ①ペプチド　②カルボキシル基　③フェニルアラニン　④トリプトファン　⑤バリン　⑥ヒスチジン　⑦アルギニン　⑧変性

問10 ①デオキシリボース　②グアニン　③チミン　④リボース　⑤ウラシル　⑥ヌクレオチド

問11 ①ロドプシン　②夜盲症　③カルシウム　④くる病　⑤抗酸化　⑥貧血　⑦プロトロンビン　⑧出血

問12 ①エネルギー　②脚気　③脂質　④口角炎　⑤アミノ酸　⑥皮膚炎　⑦悪性貧血　⑧ペラグラ　⑨プリン塩基　⑩巨赤血球芽球性貧血　⑪糖質　⑫壊血病

問13 ①乳酸　②細胞質　③2　④TCA　⑤ミトコンドリア　⑥CO_2　⑦H_2O

問14 ①解糖　②脂肪酸　③リボース　④ブドウ糖　⑤腎臓　⑥糖質コルチコイド

問15 ①αケト酸　②アラニン　③GPT　④アスパラギン酸　⑤GOT

問16 ①カルボキシル基　②カテコールアミン　③ノルアドレナリン　④セロトニン　⑤ヒスタミン

問17 ①肝臓　②腎臓　③尿素回路

問18 ①糖原性　②ケト原性

問19 ①中性　②脂肪酸　③リポタンパク質　④β　⑤TCA（クエン酸）　⑥電子伝達系　⑦解糖系

問20 ①アセチルCoA　②神経　③ステロイド　④D

問21 ①リン酸　②アデニン　③グアニン　④尿酸　⑤痛風　⑥β-アラニン

問22 ①タンパク質　②超低比重　③低比重　④高比重　⑤肝臓　⑥末梢血管　⑦悪玉コレステロール　⑧善玉コレステロール

問23 ①尿　②体温　③体表面積　④身長　⑤男　⑥女　⑦高　⑧筋肉　⑨脳

第7章 泌尿器系

＊おさえておきたい泌尿器系

問1 [答] 1. 腎臓の位置は第11胸椎から第3腰椎の高さで，右腎は左腎よりやや高い

解説 右腎は左腎よりやや低い．

問2 [答] 腎単位（ネフロン）

問3 [答] 糸球体

問4 [答] 1. 血糖値を一定に保つ

解説 血糖値ではなくpHや浸透圧などを一定に保つ．

問5 [答] 3. 尿細管圧

解説 尿細管圧ではなく血漿膠質浸透圧である．

問6 [答] 血漿の濾過作用

問7 [答] 1. アルブミン

解説 アルブミンは高分子のタンパク質のため濾過されない．

問8 [答] 分泌

問9 [答] 2. ブドウ糖は選択的に再吸収される

解説 浸透圧は等張尿（とうちょうにょう）である．近位尿細管では，アミノ酸はほぼ100％再吸収される．

問10 [答] 3. 尿量から求められる

解説 腎血漿流量（RPF）は約550mL／分，糸球体濾過量（GFR）〈約550mL×1／5〉は約110mL／分である．GFRはクレアチニンクリアランス法から求められる．

問11 [答] バソプレッシン

問12 [答] エリスロポエチン

問13 [答] 近位尿細管

問14 [答] 1. Na^+はNa-KATPaseにより再吸収される

解説 イオンなどの分泌はない．浸透圧は高張尿である．

問15 [答] ビタミンD

問16 [答] 近位尿細管

問17 [答] 2. 内液の浸透圧は，血漿より高い高張尿である

解説 浸透圧は血漿より低い低張尿である．

問18 [答] 2. 内液の浸透圧は，血漿より低い低張尿である

解説 浸透圧は血漿より高い高張尿である．

問19 [答] 集合管

問20 [答] 仙髄

問21 [答] 1. 副腎髄質ホルモン

解説 副腎皮質ホルモン（アルドステロン）はNa^+やKの分泌・再吸収，上皮小体ホルモン（パラソルモン）はH^+にそれぞれ関与している．副腎髄質ホルモンはアドレナリンである．

問22 [答] 1. 原尿の大部分は水分で，尿細管で約90％，集合管で約9％血管に再吸収される

解説 糸球体の異常により，尿中にでる．血圧低下により無尿となる．

問23 [答] 骨盤神経

問24 [答] レニン

問25 [答] 2. バソプレッシン

解説 カフェインは糸球体血管を拡張させ尿量を増加させる．フロセミドはNa^+と水の再吸収を減少させ，尿量を増加させる．

問26 [答] 3. 腎から分泌されるレニンはアンギオテンシンを活性化する

解説　腎血流量は約1,000mL／分である．糸球体濾過量(GFR)は約110mL／分である．

問27 [答] 副腎皮質

問28 [答] 乏尿

問29 [答] 2. ブドウ糖の再吸収にはインスリンが関与している

解説　ブドウ糖は能動的に吸収される．

問30 [答] 1. 糸球体濾過量(GFR)はクレアチニンのクリアランス法で求められる

解説　腎血漿流量(RPF)はパラアミノ馬尿酸(PAH)のクリアランス法で求められる．ブドウ糖のクリアランスは0mLである．

問31 [答] パラソルモン

問32 [答] 0

問33 [答] C=(U×V)／P

問34 [答] 3. 尿意は800mL以上で感じる

解説　尿意は150〜300mLで感じる．

問35 [答] 2. クレアチン

解説　クレアチンは筋中に多く存在し，男性ではほとんど尿中に排泄されない．

問36 [答] 250

問37 [答] 3. ビタミンD

解説　腎臓でプロビタミンDが活性型ビタミンDに変換される．

問38 [答] 3. 尿素

解説　グルコースは濾過と再吸収，クレアチニンは濾過のみの物質である．

問39 [答] 心房性ナトリウム利尿ペプチド

問40 [答] アルドステロン

問41 [答] 1. 糸球体嚢で分泌される

解説　傍糸球体細胞で分泌される．

問42 [答] 陰部神経

問43 [答] ウロビリン

問44 [答] 血圧上昇

問45 [答] 2. 下腹神経の興奮

解説　下腹神経は抑制する．

問46 [答] 尿素

問47 [答] 5〜7

問48 [答] 3. 尿量が100mL／日以下は乏尿である

解説　尿量が100mL／日以下は無尿となる．

問49 [答] 1. 心房性ナトリウム利尿ペプチドはNa^+の再吸収を抑制する

解説　Na^+は近位尿細管で80%再吸収される．ヘンレループでは5〜10%が再吸収される．

問50 [答] 3. 尿中に赤血球や白血球が含まれることがある

解説　尿中に赤血球や白血球があると異常である．

✽ 泌尿器系のまとめ

問1 ①血漿　②膠質浸透圧　③タンパク　④血球　⑤原尿　⑥糸球体濾過量(GFR)

問2 ①ヘンレループ　②水分　③ブドウ糖　④アンモニア　⑤等　⑥高　⑦重炭酸イオン　⑧H^+　⑨低

問3 ①アルドステロン ②パラソルモン ③バソプレッシン ④心房性ナトリウム利尿ペプチド ⑤エリスロポエチン

問4 ①排泄機能 ②U ③V ④P ⑤クレアチニン ⑥ブドウ糖 ⑦パラアミノ馬尿酸 ⑧尿素

問5 ①骨盤 ②仙髄 ③下腹 ④弛緩 ⑤収縮 ⑥陰部

問6 ①骨盤 ②収縮 ③弛緩 ④下腹 ⑤陰部

問7 ①血尿 ②タンパク尿 ③糖尿 ④閉尿 ⑤無尿 ⑥乏尿 ⑦多尿 ⑧頻尿 ⑨尿失禁

第8章 生殖器系

＊おさえておきたい生殖器系

問1 [答] 2．精巣は陰嚢内に左右1個ずつある
解説 男性の生殖器は骨盤外にある．精管は尿道に開口する．

問2 [答] 骨盤内

問3 [答] ウォルフ管

問4 [答] 1．卵巣は左右1個ずつある
解説 卵管は蠕動と線毛運動を行う．膣は外尿道口の下部に位置する．

問5 [答] ミュラー管

問6 [答] 減数分裂

問7 [答] 1．性腺が未分化の時期では，男女ともミュラー管とウォルフ管が認められる
解説 精巣上体はウォルフ管から形成される．Y染色体があるとミュラー管が退化する．

問8 [答] FSH（卵胞刺激ホルモン）

問9 [答] 1．ヒトの染色体は46本あり，22対の常染色体と1対の性染色体からなる
解説 精子の染色体はXまたはY，卵子はXである．

問10 [答] X染色体

問11 [答] 3．インヒビンを産生し，男性ホルモンの作用を促進する
解説 インヒビンはホルモンの1つで，FSHの作用を抑制する．

問12 [答] 精巣

問13 [答] 精細管

問14 [答] 2．テストステロンはLHとFSHの分泌を促進する
解説 テストステロンはLH（黄体形成ホルモン）と，FSH（卵胞刺激ホルモン）の分泌を抑制する．

問15 [答] セルトリ細胞

問16 [答] 3．精子は精嚢でエネルギー源である脂肪を供給する
解説 エネルギー源は果糖である．

問17 [答] 2．前立腺は酸性の液体を分泌し，精子の運動を促進する
解説 前立腺はアルカリ性の液体を分泌し，精子の運動を促進する．

問18 [答] ライディッヒ細胞（間質細胞）

問19 [答] 前立腺

問20 [答] 3．勃起の中枢は仙髄にある
解説　染色体は精子の頭部にある．射精反射の中枢は腰髄から仙髄にある．

問21 [答] 1．卵子は原始卵胞から生成される
解説　生殖可能な卵子は約400～500個である．1個の母細胞から卵子は1個生成される．

問22 [答] 交感神経

問23 [答] 14日

問24 [答] 1．女性の月経周期は平均28日である
解説　卵巣周期の卵胞期は月経周期の月経期と増殖期に一致する．基礎体温は卵胞期に低く，黄体期に高い．

問25 [答] 分泌期

問26 [答] 卵胞期

問27 [答] 2．LHの作用により排卵が起きる
解説　LHとFSHの血中濃度は，排卵は増大し，排卵後は低下する．

問28 [答] 3．卵胞からエストロゲンとプロゲステロン（黄体ホルモン）が分泌される
解説　卵胞からはエストロゲンのみが分泌される．

問29 [答] LH（黄体形成ホルモン）

問30 [答] 2．月経時は機能層と基底層が剥離する
解説　機能層のみが剥離する．

問31 [答] 2．卵子は排卵後3日以内でないと受精が成立しない
解説　卵子は24時間以内でないと受精が成立しない．

問32 [答] プロゲステロン（黄体ホルモン）

問33 [答] 3．受精卵は卵割→胞胚（胚盤胞）→双実胚の順に進み子宮内に着床する
解説　受精卵は卵割→双実胚→胞胚（胚盤胞）の順に進む．

問34 [答] 白体

問35 [答] 3．中胚葉から脊柱ができる
解説　外胚葉からは神経系，内胚葉からは消化器系がそれぞれできる．

問36 [答] 機能層

問37 [答] 1．妊娠第2週には心臓の拍動が始まる
解説　妊娠第5週で心臓の拍動が始まる．

問38 [答] 1．妊娠中は卵胞からエストロゲンが分泌される
解説　妊娠中は黄体からプロゲステロンとエストロゲンが分泌される．

問39 [答] 外胚葉

問40 [答] 2．妊娠黄体に作用しホルモンの分泌を抑制する
解説　妊娠黄体からのホルモンの分泌を継続させる．

問41 [答] 第5週

問42 [答] プロゲステロン

問43 [答] 3．胎盤と胎児とを連絡する臍帯には1本の臍静脈と2本の臍動脈が含まれる
解説　母子の血液は直接接触することはなく，絨毛間腔を介し物質交換を行う．免疫抗体は入る．

問44 [答] プロスタグランジン

問45 [答] プロラクチン

問46 [答] 3．胃や腸の蠕動運動は低下する
解説　難循環血流量は増加する．呼吸数は変化しない．

問47 [答] 2．陣痛は胎盤からのホルモン分泌とオキシトシンの分泌増加による
解説　陣痛時は胎盤からのホルモン分泌は低下する．

問48 [答] 3. エストロゲン

解説 授乳中はエストロゲンが抑制される.

問49 [答] エストロゲン

問50 [答] 3. 更年期,プロゲステロンの分泌量は閉経前に比べ減少する

解説 更年期はエストロゲンの分泌量が減少する.

＊生殖器系のまとめ

問1
①46　②22　③1　④XY　⑤XX
⑥性腺　⑦外生殖器　⑧ウォルフ管
⑨ミュラー管　⑩テストステロン
⑪ミュラー管抑制因子

問2
①テストステロン　②セルトリ　③3
④1　⑤前立腺　⑥保護　⑦酸

問3
①排卵期　②FSH(卵胞刺激ホルモン)
③グラーフ卵胞(成熟卵胞)
④エストロゲン
⑤LH(黄体形成ホルモン)　⑥排卵
⑦プロゲステロン(黄体ホルモン)
⑧白体

問4
①増殖期　②卵胞期　③黄体期
④エストロゲン　⑤プロゲステロン

問5
①桑実胚　②胞胚　③着床　④胎盤
⑤ヒト絨毛ゴナドトロピン(hCG)
⑥プロゲステロン(黄体ホルモン)
⑦エストロゲン

問6
①エストロゲン　②プロラクチン
③オキシトシン
④FSH(卵胞刺激ホルモン)
⑤分泌型IgA　⑥マクロファージ

第9章　内分泌腺

＊おさえておきたい内分泌腺

問1 [答] 3. 副腎皮質ホルモン

解説 ホルモンの化学構造上には3種類ある.
(1)アミン型ホルモン(副腎髄質ホルモン,甲状腺ホルモン)
(2)ポリペプチド型ホルモン(視床下部,下垂体ホルモン,上皮小体ホルモン,膵臓ホルモン)
(3)ステロイド型ホルモン(副腎皮質ホルモン,性腺ホルモン)

問2 [答] 2. 甲状腺ホルモン

解説 下垂体前葉ホルモンは細胞膜,女性ホルモンは細胞質内にある.

問3 [答] 間脳の視床下部

問4 [答] ステロイド型ホルモン

問5 [答] 3. 受容体に結合したホルモンは機能が発揮されると,再び血液を介し内分泌腺に貯蔵される

解説 甲状腺以外のアミン型とポリペプチド型ホルモンは細胞膜の受容体に結合し,ステロイド型ホルモンは細胞内にある受容体と結合しDNAやRNAなどを介しホルモンの作用を行う. 受容体に結合した各ホルモンは分解されてしまう.

問6 [答] 受容体

問7 [答] 自律神経

問8 [答] 3. 正のフィードバック機構は,分娩や排卵時にはたらく

解説 フィードバック機構は間脳の視床下部と下垂体が関与している. 負のフィードバック機構は,血中ホルモン濃度が高くても低くても効果を発揮する.

第9章 内分泌腺

問9 [答] 1．成長ホルモン放出ホルモン
解説 2は卵胞刺激ホルモン放出ホルモン，3はプロラクチン抑制ホルモンが視床下部から分泌される．

問10 [答] フィードバック機構

問11 [答] 1．分泌されるホルモンはステロイド型ホルモンである
解説 分泌されるホルモンはすべてポリペプチド型ホルモンである．後葉ホルモンは神経分泌ホルモンで，その神経には室傍核ニューロン，視索上核ニューロンなどがある．

問12 [答] 3．下垂体前葉からプロラクチンが分泌される
解説 バソプレッシンは下垂体後葉から分泌される．性腺刺激ホルモンは下垂体前葉から分泌される．

問13 [答] 許容作用

問14 [答] 神経分泌細胞

問15 [答] 下垂体前葉

問16 [答] 3．巨人症
解説 1は下垂体後葉（バソプレッシン）の欠乏，2は甲状腺ホルモンの欠乏による．

問17 [答] 3．卵胞刺激ホルモンは精巣を刺激する作用がある
解説 黄体刺激ホルモンではなく黄体形成ホルモンである．性腺刺激ホルモンの分泌にはLHRH（黄体形成ホルモン放出ホルモン）が必要である．PRHはプロラクチン放出ホルモンのことである．

問18 [答] 性腺刺激ホルモン

問19 [答] 成長ホルモン

問20 [答] 1．TSH
解説 ACTHは副腎皮質刺激ホルモン，FSHは卵胞刺激ホルモンである．

問21 [答] プロラクチン

問22 [答] オキシトシン

問23 [答] 3．抗利尿作用
解説 1は下垂体前葉ホルモン，2は甲状腺ホルモンや副腎皮質ホルモンなどのはたらきである．

問24 [答] 1．ポリペプチド型ホルモンである
解説 出産後，乳腺からの乳汁放出作用を促進する．非妊娠子宮に対し，精子の卵管への通過を促進する．

問25 [答] 1．甲状腺ホルモンの分泌は負のフィードバック機構により調節されている
解説 サイロキシン（T_4）はトリヨードサイロニン（T_3）より生理活性度は弱い．カルシトニンは骨吸収を抑制，腎臓でカルシウムの排泄を促進することにより血中のカルシウムを低下させる作用がある．

問26 [答] バソプレッシン

問27 [答] 2．タンパク質合成促進作用
解説 サイロキシンのはたらきには成長・発育促進作用（タンパク質合成促進），糖・コレステロール作用（血糖上昇，血中コレステロール減少），神経系・心臓・腱反射などを促進する作用がある．

問28 [答] 2．クレチン病
解説 1はバソプレッシンの欠乏，3は成長ホルモンの過剰による．

問29 [答] 1．テタニー
解説 2は甲状腺ホルモン（サイロキシン）の分泌過剰，3は副腎皮質ホルモンの分泌不足による．

問30 [答] サイロキシン

問31 [答] パラソルモン

問32 [答] 3．ホルモンは骨吸収を促進する作用がある
解説 上皮小体からパラソルモンが分泌される．ホルモンの分泌は，血中カルシウム濃度により調節され，カルシウム濃度が正常以上に高くなると分泌はとまる．

問33 [答] インスリン

問34 [答] 2. グルカゴン
解説　1は胃腺から分泌される消化ホルモン，2はランゲルハンス島のα(A)細胞から分泌される．

問35 [答] 交感神経

問36 [答] 副交感神経

問37 [答] 3. インスリンの分泌量は迷走神経(副交感神経)の刺激により増加する
解説　α(A)細胞は全体の20～25%，β(B)細胞は70～75%を占める．グルカゴンは血糖を上げるはたらきがある．

問38 [答] アルドステロン

問39 [答] 2. 糖尿病
解説　糖原病は先天性の酵素欠損によるグリコーゲンの臓器の沈着をいう．低糖症は食事制限やインスリンの過剰投与による．

問40 [答] 1. 心筋の収縮力や心拍数を増加させる作用がある
解説　末梢血管を収縮し血圧をあげる．また，気管支拡張や胃腸運動抑制などの作用がある．

問41 [答] 糖質コルチコイド(コルチゾン)

問42 [答] ノルアドレナリン

問43 [答] 1. 血管拡張作用がある
解説　血管収縮作用がある．

問44 [答] 1. アジソン病
解説　クッシング症候群はコルチゾンの過剰分泌．原発性アルドステロン症(コン症候群)はアルドステロンの過剰分泌による．

問45 [答] テストステロン

問46 [答] 3. 筋肉増強作用がある
解説　間質細胞から分泌される．精子はアルカリ性液で活発になる．

問47 [答] エストロゲン

問48 [答] プロゲステロン

問49 [答] 3. 排卵はエストロゲンの血中濃度が増大し，LHとFSHの血中濃度が最大となって起きる
解説　卵胞はエストロゲンが分泌される．黄体は子宮収縮の低下や排卵の抑制を行い，妊娠を継続させる作用がある．

問50 [答] メラトニン

＊内分泌腺のまとめ

問1　①血中濃度　②自律　③視床下部　④下垂体　⑤一定　⑥恒常性　⑦排卵　⑧多く　⑨一時

問2　①神経分泌　②門脈　③抑制　④プロラクチン　⑤ソマトスタチン　⑥グルカゴン　⑦ガストリン　⑧セクレチン

問3　①細胞膜　②サイクリックAMP (cAMP)　③プロテインキナーゼ　④DNA　⑤タンパク質　⑥細胞内

問4　①卵胞刺激　②黄体形成　③排卵　④精子形成　⑤精子　⑥間質刺激　⑦フィードバック　⑧ゴナドトロピン

問5　①タンパク質　②骨端軟骨　③血糖　④巨人症　⑤末端肥大症(先端肥大症)　⑥下垂体性低身長症

問6　①バソプレッシン　②子宮平滑筋　③乳腺　④精子　⑤プロラクチン　⑥尿細管　⑦水分　⑧収縮　⑨尿崩症

| 問7 | ①血糖 ②成長 ③コレステロール ④心拍数 ⑤末梢 ⑥抑制 ⑦カルシウム ⑧フィードバック ⑨バセドウ(グレーブス) ⑩クレチン病 ⑪粘液水腫 |

| 問8 | ①促進 ②カルシウム ③カルシトニン ④線維性嚢胞性骨炎 ⑤テタニー |

| 問9 | ①グルカゴン ②インスリン ③上昇 ④脂肪酸 ⑤血糖 ⑥フィードバック ⑦自律 ⑧糖尿病 ⑨ソマトスタチン |

| 問10 | ①カテコールアミン ②80 ③20 ④ドーパミン ⑤強心 ⑥末梢血管 ⑦拡張 ⑧交感 ⑨褐色細胞腫 |

| 問11 | ①アルドステロン ②コルチゾン ③アンドロゲン ④Na⁺ ⑤尿量 ⑥血圧 ⑦糖新生 ⑧ストレス ⑨フィードバック ⑩クッシング症候群 ⑪アジソン病 |

| 問12 | ①テストステロン ②精子 ③間質細胞刺激 ④エストロゲン ⑤萎縮 |

| 問13 | ①エストロゲン ②卵子 ③性欲 ④動脈硬化 ⑤子宮 ⑥乳 ⑦卵胞刺激ホルモン(FSH) ⑧胎盤 |

| 問14 | ①プロゲステロン ②受精卵 ③排卵 ④低下 ⑤抑制 ⑥黄体 ⑦黄体形成ホルモン(LH) |

| 問15 | ①卵胞刺激ホルモン(FSH) ②エストロゲン ③黄体形成ホルモン(LH) ④プロゲステロン ⑤月経 |

| 問16 | ①グルカゴン ②インスリン ③ブドウ糖 ④肝臓 ⑤視床下部 ⑥迷走(副交感) |

| 問17 | ①グルカゴン ②サイロキシン ③アドレナリン ④ブドウ糖 ⑤糖質コルチコイド ⑥肝臓 ⑦交感 ⑧インスリン |

| 問18 | ①レニン ②アンギオテンシノーゲン ③収縮 ④アルドステロン |

| 問19 | ①副腎髄質 ②視床下部 ③下垂体前葉 ④副腎皮質 |

第10章 筋

✱ おさえておきたい筋

問1 [答] 2. アクチンフィラメントの頭部はミオシンフィラメントに付着している

解説 ミオシンの頭部がアクチンに付着している.

問2 [答] 1. 骨格筋

解説 骨格筋は自動性をもたず,脊髄神経の運動神経により支配される筋である.

問3 [答] 平滑筋

問4 [答] 3. 平滑筋は,収縮力が弱く疲れやすい

解説 平滑筋は,収縮力は弱いが疲れにくい.

問5 [答] 骨格筋

問6 [答] 自律神経系

問7 [答] 1. 平滑筋と心筋は不随意筋である

解説 骨格筋は脊髄神経系や脳神経系により支配されている.心筋は「スターリングの法則」に従い,筋の伸展に応じ,収縮力も増強する.

問8 [答] 筋原繊維

問9 [答] 1. 明帯はA帯,暗帯はI帯という

解説 明帯はI帯,暗帯はA帯という.

問10 [答] 筋節

問11 [答] 2．収縮時はトロポニンにCa²⁺が結合する

解説　平滑筋にトロポニンはなく，カルモジュリン（Ca結合タンパク）がある．

問12 [答] アクチンフィラメント

問13 [答] 筋小胞体

問14 [答] 1．介在板にあるギャプ結合で心筋細胞は連結されている

解説　心筋の収縮速度は骨格筋より遅い．強縮はなく常に単収縮（れん縮）である．

問15 [答] トロポニン

問16 [答] 3．平滑筋も大小のフィラメントがある

解説　細いフィラメントをアクチンと呼ぶ．太いフィラメントはA帯にある．太いフィラメントは暗帯（A帯）にある．

問17 [答] 3．ミオシンがATPを分解する

解説　トロポミオシンはアクチンにつく．トロポニンはアクチンのミオシンに対する活性を抑制する．

問18 [答] Na⁺

問19 [答] 2．Ca²⁺はアクチンにあるトロポニン複合体に結合する

解説　Caは筋小胞体から放出される．収縮時はアクチンがミオシンの間に滑り込む（滑走説）．

問20 [答] 2

問21 [答] 50～100

問22 [答] 3．伝導速度は骨格筋が最も速い

解説　平滑筋の活動電位は-30～-50mVで骨格筋や心筋に比べると小さい．絶対不応期は心筋が最も長く約100～200msec，骨格筋は約1～2msec，平滑筋は約50～100msecである．

問23 [答] 骨格筋

問24 [答] 3．有酸素系は細胞質内でエネルギーを産生する

解説　有酸素系はミトコンドリア内で行われる．

問25 [答] 2．運動の強度によっては酸素需要量が摂取量を下回るため，定常状態になりやすい

解説　運動の強度によっては酸素需要量が摂取量を上回るため，定常状態は出現しない．

問26 [答] ATP

問27 [答] クレアチンリン酸系

問28 [答] 2．赤筋線維は瞬発力はあるが持久力はなく，疲れやすい

解説　赤筋線維は瞬発力はないが持久力はある．

問29 [答] 有酸素系

問30 [答] 3．等張性収縮を使う運動より等尺性収縮を使う方が肥大の効率がよい

解説　骨格筋の肥大は筋線維自身が太くなるためであり，短時間で重い負荷の方が効率がよい．

問31 [答] K⁺

問32 [答] 1．乳酸

解説　酸素不足により解糖系の反応が高まり乳酸が産生される．

問33 [答] カルモジュリン

問34 [答] 2．解糖系

解説　解糖系によりブドウ糖から乳酸が産生される．

問35 [答] 単収縮（れん縮）

問36 [答] 2．骨格筋全体で，白筋線維と赤筋線維はほぼ同数である

解説　赤筋線維は白筋線維よりも収縮速度が遅い．白筋線維は疲労しやすく速い筋収縮に関与する．赤筋線維は疲労しにくく持続的な筋収縮に関与する．

問37 [答] 加重

問38 [答] 強縮

問39 [答] 2. 筋小胞体はNa⁺を貯蔵している
解説 筋小胞体はCa²⁺を貯蔵している.

問40 [答] 1. 運動神経よりアドレナリンが分泌され筋細胞膜を興奮させる
解説 運動神経よりアセチルコリンが分泌される.

問41 [答] 等尺性収縮

問42 [答] 1. 等張性収縮
解説 等張性収縮は筋全体が短くなる.

問43 [答] 等張性収縮

問44 [答] 3. 白筋線維は赤筋線維よりもグリコーゲンの含有量が少ない
解説 白筋線維は瞬発力を有するので,グリコーゲンの含有量は赤筋線維よりも多い.

問45 [答] 遅筋(赤筋線維)

問46 [答] 3. 運動が続くと有酸素系から最終的にエネルギーが供給される
解説 運動直後はクレアチンリン酸系,続いて解糖系,最終的には有酸素系からエネルギーが供給される.

問47 [答] 2. B線維運動ニューロンは筋紡錘を支配する
解説 B線維運動ニューロンは自律神経節前線維と関係し,筋紡錘を支配するのはAγ線維である.

問48 [答] 太さ

問49 [答] 1. 強縮は反復刺激に対して単収縮が繰り返されて生じる大きな収縮である
解説 拘縮は運動後の持続性の収縮で可逆性である.硬直は死後の収縮を示す.

問50 [答] 筋紡錘

＊筋のまとめ

問1 ①骨格筋 ②平滑筋 ③脳 ④自律

問2 ①ミオシン ②アクチン ③Ca ④活動電位

問3 ①骨格筋 ②−80 ③平滑筋

問4 ①クレアチンリン酸 ②有酸素 ③酸素 ④細胞質 ⑤ミトコンドリア

問5 ①有酸素 ②解糖 ③供給 ④需要 ⑤乳酸

問6 ①単 ②強縮

問7 ①等尺性 ②等張性 ③仕事量

問8 ①速筋 ②解糖

問9 ①肥大 ②筋線維数 ③等張性 ④萎縮

問10 ①タンパク質 ②死後硬直 ③2 ④顔面 ⑤48

問11 ①運動単位 ②Aα ③Aγ ④Aβ ⑤自律 ⑥有髄 ⑦無髄

第11章 神経系

＊おさえておきたい神経系

問1 [答] 1．神経は多数の軸索からなる

解説　神経は多数の樹状突起と1個の細胞体，1本の軸索からなる．

問2 [答] 1．静止状態では，細胞内は負，細胞外は正となっている

解説　静止状態では，K⁺の細胞内外の濃度差により細胞内は負，細胞外は正となっている．活動電位の発生は，細胞内にNa⁺が流入し膜は脱分極することにより起きる．持続時間は心室筋より短く3〜10msecである．

問3 [答] 1．跳躍伝導を行う

解説　髄鞘内では伝導はなく，ランビエ絞輪の間を伝導する．伝導速度は軸索の太さにより異なる．

問4 [答] 3．γ-アミノ酪酸

解説　チロシンは伝達作用はない．アセチルコリンは興奮性伝達物質である．

問5 [答] シナプス

問6 [答] 抑制性神経伝達物質

問7 [答] 疲労

問8 [答] 2．伝達物質はシナプス小胞に貯蔵されている

解説　シナプスの性質は一方向性伝達で，反復して節前線維が興奮すると，その末端部の伝達物質は消耗し疲労が起きやすくなる．

問9 [答] 1．EPSPは興奮性，IPSPは抑制性の特徴をもつ

解説　EPSP（興奮性シナプス後電位）とIPSP（抑制性シナプス後電位）ともに空間的加重と時間的加重がある．EPSPはアセチルコリンなどにより興奮し，IPSPはγ-アミノ酪酸（GABA）により興奮する．

問10 [答] 加重

問11 [答] 脈絡叢

問12 [答] 新皮質

問13 [答] 1．星状膠細胞は血液脳関門をつくり，血液から必要な酸素や栄養素を供給する

解説　小膠細胞は神経組織内での食作用に，上衣細胞は脳室や脊髄中心管の内腔面をおおい，脳脊髄液の産生や循環に関与している．

問14 [答] 1．大脳は神経細胞体の集まりである灰白質と，神経線維が走行する白質からなる

解説　大脳の新皮質は思考，記憶，判断，創造など高度な知能をもち，大脳辺縁系は本能行動や集団行動などの個体の維持・種族保存のためにはたらく中枢がある．

問15 [答] ウエルニッケ中枢

問16 [答] 1．創造的発想，芸術的感覚，方向・空間の認識を行う

解説　2，3は左脳の特徴で，数学的理論分析，聴く，話す，読み書きなどの言語能力，時間的概念などを行い，優位半球（言語中枢をもつ）としてはたらいている．

問17 [答] 大脳辺縁系

問18 [答] 2．味覚中枢－頭頂葉

解説　聴覚中枢は側頭葉，ブローカー中枢（運動性言語中枢）は前頭葉である．

問19 [答] 前頭葉

問20 [答] 2．唾液中枢がある

解説　脳幹とは中脳，橋，延髄からなる．視覚中枢は大脳（後頭葉）にある．姿勢反射中枢は小脳にある．

問21 [答] 脳幹網様体

第11章 神経系

問22 [答] 3．小脳は内耳と密接な関係を保つので，障害により難聴を生じることがある

解説　難聴は内耳の蝸牛が1つの原因となっている．

問23 [答] 小脳

問24 [答] 2．線条体のドパミンは黒質内で生成，フィードバックされ，線条体のシナプス伝達を調節する

解説　レンズ核は被殻と淡蒼球からなる．大脳基底核は運動神経の錐体外路系に重要な部位である．

問25 [答] 1．睡眠や覚醒などに関与している

解説　睡眠は上行性脳幹網様体賦活化系の抑制，覚醒は網様体賦活化系の活性で生じる．脳幹網様体は，運動神経・感覚神経が走行し，筋の運動や大脳に作用して意識状態を保つ．

問26 [答] 2．涙液の分泌を促進する

解説　涙液の分泌は延髄が中枢となっている．中脳には瞳孔反射，遠近調節反射，眼瞼反射，平衡反射などの中枢がある．中脳障害により除脳硬直がみられる．

問27 [答] 中脳

問28 [答] 2．呼吸中枢がある

解説　延髄は脳の最下部で脊髄の上にある．舌咽神経(第Ⅸ)，迷走神経(第Ⅹ)，副神経(第Ⅺ)，舌下神経(第Ⅻ)がでる．

問29 [答] 延髄

問30 [答] 1．末梢から大脳皮質に情報を伝える感覚神経の中継所である

解説　2, 3は視床下部のはたらきである．

問31 [答] 間脳の視床下部

問32 [答] 3．「脳の眠り」を示す時期で，副交感神経が緊張状態にある

解説　レム睡眠はノンレム睡眠に続いて約90分経過すると出現し，約20分持続する．ノンレム睡眠は新生児で全睡眠の50％を占める．

問33 [答] レム睡眠

問34 [答] 2．α波

解説　α波は覚醒時のリラックスした状態，β波は覚醒時の興奮状態，θ波は軽睡眠期，δ波は熟睡期にみられる．

問35 [答] 脳波

問36 [答] 陳述記憶

問37 [答] 海馬

問38 [答] 1．顔面神経は味覚と唾液の分泌に関与する

解説　滑車神経は眼筋(上斜筋)を動かす運動神経のみである．内耳神経に副交感神経作用はなく，感覚神経のみである．

問39 [答] 3．舌咽神経

解説　視神経は感覚神経のみ，副神経は運動神経のみである．

問40 [答] 外転神経

問41 [答] 迷走神経

問42 [答] 顔面神経

問43 [答] 三叉神経

問44 [答] 自律神経

問45 [答] 3．アキレス腱反射中枢は仙髄にある

解説　排尿反射中枢は仙髄と腰髄，排便中枢は仙髄である．腹壁反射中枢は胸髄にある．

問46 [答] 1．反射の経路は，感覚神経線維→脊髄→運動神経線維の反射弓を構成している

解説　皮膚の感覚受容体が刺激されて起きる反射は屈曲反射，腱などの反射は伸展反射である．

問47 [答] 逃避反射(防御反射)

問48 [答] 2．心臓に分布する交感神経から分泌される伝達物質はノルアドレナリンである

解説　自律神経系の最高中枢は間脳の視床下部にある．副腎には交感神経の節前神経が分布しアセチルコリンが伝達物質になる．

問49 [答] 1．自律神経の二重支配を受ける臓器は唾液腺である

解説　副交感神経は消化運動を促進させる．交感神経は気管支を拡張させる．

問50 [答] アセチルコリン

＊神経系のまとめ

問1 ①脊髄　②体性神経　③自律神経　④脊髄神経

問2 ①脱分極　②再分極　③絶対　④相対

問3 ①シナプス　②一方向　③電気　④末端　⑤アセチルコリン　⑥ノルアドレナリン　⑦ドパミン　⑧γ-アミノ酪酸(GABA)

問4 ①前　②後　③電気的　④伝達物質　⑤反復刺激後増強　⑥疲労

問5 ①興奮性　②抑制性　③Ca^+　④アセチルコリン　⑤Na^+　⑥興奮性シナプス後電位　⑦グリシン　⑧抑制性シナプス後電位

問6 ①ギャップ　②脱分極　③疲労　④心筋

問7 ①中枢　②活動電位　③分裂　④星状膠細胞　⑤希突起膠細胞　⑥小膠細胞　⑦上衣細胞

問8 ①体性　②自律　③感覚　④運動　⑤脳　⑥脊髄　⑦交感　⑧副交感　⑨視床下部

問9 ①間脳　②橋　③小脳　④胸髄　⑤腰髄　⑥仙髄　⑦軟膜　⑧くも膜　⑨硬膜

問10 ①脳梁（のうりょう）　②神経細胞体　③神経線維　④最外層　⑤知能　⑥内側　⑦大脳辺縁系　⑧記憶　⑨視床下部　⑩本能

問11 ①レンズ　②錐体外路　③大脳辺縁系　④大脳基底核関連核　⑤グルタミン酸　⑥アセチルコリン　⑦ドパミン　⑧線条体　⑨黒質　⑩γ-アミノ酪酸(GABA)

問12 ①室間　②第三脳室　③中脳水道　④中心管　⑤脈絡叢　⑥正中口　⑦くも膜下腔　⑧150　⑨550　⑩くも膜顆粒

問13 ①意識　②尿　③5　④脳　⑤副交感　⑥胃腸　⑦90　⑧20　⑨身体　⑩交感　⑪50　⑫25

問14 ①前頭　②二次記憶　③三次記憶　④意味　⑤エピソード　⑥扁桃体　⑦小　⑧記銘　⑨再認識　⑩女性

問15 ①前庭小脳　②脊髄小脳　③大脳（皮質）小脳

問16 ①中脳　②第三脳室　③大脳皮質　④聴覚　⑤視覚　⑥自律　⑦体温　⑧脳下垂体前葉　⑨大脳辺縁系　⑩母性

問17 ①中脳　②橋　③延髄　④瞳孔　⑤眼瞼　⑥聴覚　⑦小脳　⑧姿勢　⑨徐脳硬直　⑩持続呼吸　⑪心臓　⑫嚥下　⑬唾液

問18 ①中脳　②橋　③脊髄　④意識　⑤脳幹網様体

問19 ①発汗　②血管運動　③瞳孔散大　④心臓促進　⑤排便　⑥勃起　⑦分娩

| 問20 | ①屈曲反射 ②皮膚 ③伸張反射 ④筋紡錘 ⑤交叉伸展 ⑥介在神経 ⑦単シナプス ⑧多シナプス |

| 問21 | ①緊張性迷路 ②前庭器官 ③緊張性頸 ④腱 ⑤前庭動眼 ⑥三半規管 ⑦延髄 |

| 問22 | ①大脳皮質の活動 ②α ③β ④θ ⑤δ |

| 問23 | ①ノルアドレナリン ②節前 ③アセチルコリン ④アドレナリン ⑤長時間 ⑥アセチルコリンエステラーゼ |

第12章 感覚器系

＊おさえておきたい感覚器系

問1 [答] 1. 閾値とはある感覚を引き起こす最小限の刺激の強さをいう

解説 「全か無かの法則」とは刺激を感じるか感じないかの法則, 識別閾は刺激の強弱を感じとる反応である. 識別閾が最も小さいのは視覚である.

問2 [答] 識別閾

問3 [答] 視覚

問4 [答] 3. 嗅覚は順応が遅く, 同じ臭いを嗅ぎ続けるとその臭いに対し反応が敏感になる

解説 嗅覚は順応が速く, 同じ臭いを嗅ぎ続けるとその臭いに対し反応が鈍感になる.

問5 [答] 適応刺激

問6 [答] 痛点

問7 [答] 1. 皮膚は弾力性や耐水性に富んでいるため, 紫外線やウイルス・細菌などから身を守っている

解説 受容体は感覚により異なる. また触覚, 圧覚は体性感覚である.

問8 [答] 2. 皮膚感覚点のうち, 最も密度が高いのは痛点である

解説 感覚点の密度は人体の部位により異なる. また, 皮膚感覚点で最も密度が低いのは温点である.

問9 [答] 1. 痛覚－ルフィニー小体

解説 痛覚には特殊な受容体はなく, 自由神経末端が関与している.

問10 [答] マイスネル小体

問11 [答] ルフィニー小体

問12 [答] 2. 外側脊髄視床路

解説 後索－内側毛帯路は精細な触覚, 前脊髄視床路は粗大な触覚の経路である.

問13 [答] 1. ヒスタミン

解説 そのほかに胆汁酸, ブラジキニンなどがあげられる.

問14 [答] 1. 口唇

解説 弁別閾値は指先や口唇では小さく, 大腿, 背中, 上腕では大きい.

問15 [答] 1. 高頻度の振動感覚の受容体はマイスネル小体である

解説 1はパチニー小体である.

問16 [答] 関連痛

問17 [答] 1. ファーター・パチニ小体

解説 クラウゼ小体は冷覚, マイスネル小体は触覚・圧覚に関与する.

問18 [答] 深部感覚

問19 [答] 3．A線維とC線維
解説　痛覚に関与する神経は伝導速度の速いAδ線維と伝導速度の遅いC線維である．

問20 [答] 特殊感覚

問21 [答] 2．味覚は味蕾で感じとる
解説　味覚の基本は甘味，苦味，塩味，酸味の4種である．甘味は舌尖部である．

問22 [答] 舌全体

問23 [答] 3．味覚を感じとる神経は舌下神経である
解説　味覚を感じとるのは顔面神経と舌咽神経である．舌下神経は舌の運動を行う．

問24 [答] 舌咽神経

問25 [答] 2．年齢とともに嗅覚の閾値は低くなる
解説　嗅覚は年齢とともに閾値は高く（鈍感に）なる．

問26 [答] 1．角膜は，血管はないが神経は分布している
解説　ブドウ膜は虹彩，毛様体，脈絡膜からなる．眼房水は角膜と虹彩の間に前眼房水（ぜんがんぼうすい），虹彩と水晶体および硝子体の間に後眼房水（こうがんぼうすい）がある．

問27 [答] 角膜

問28 [答] 中膜

問29 [答] 2．近視は眼球軸が短いために網膜の後方で像が結ばれ，凸レンズで補正する
解説　近視は眼球軸（眼球の前後径）が長すぎるか，または水晶体が厚くなりすぎたために，網膜の前方で像が結ばれ，凹レンズで補正する．

問30 [答] 3．視神経は視交差で同側の脳と他側の脳へ神経が分かれ，右脳と左脳片方ずつ映しだされる
解説　映像は角膜→水晶体→硝子体→網膜の順に結ばれる．視神経は網膜の盲斑から伝わる．

問31 [答] 黄斑

問32 [答] 虹彩

問33 [答] 動眼神経（副交感神経）

問34 [答] 近視

問35 [答] 1．錐体細胞は色の判別に関係する
解説　明順応には錐体細胞が関係する．暗順応は明順応に比べ反応が非常に遅い．

問36 [答] 杆体細胞

問37 [答] 暗順応

問38 [答] 2．近いものを注視すると，両眼の視軸は鼻側に寄り，瞳孔は縮小する反射である
解説　1は対光反射，3は角膜反射である．

問39 [答] 対光反射

問40 [答] 2．外耳には音を集音する役割がある
解説　聴覚は内耳の蝸牛が関与する．外耳道のアポクリン腺である．

問41 [答] 聴覚

問42 [答] コルチ器

問43 [答] 1．基底膜は蝸牛の鼓室階の下にある
解説　基底膜は蝸牛管にある．

問44 [答] 蝸牛神経

問45 [答] クプラ

問46 [答] 2．音→鼓膜→耳小骨→卵円窓→前庭階→コルチ器→蝸牛神経

解説　蝸牛神経に続いて視床→感覚神経→大脳に興奮が伝えられる．

問47 [答] 1．ヒトが聴くことができる音は20～2,000Hzの範囲である

解説　ヒトが聴くことができる音は20～20,000Hzの範囲である．

問48 [答] 3．前庭の内部には平衡班（聴班）があり，位置を感じとる

解説　平衡覚は小脳や中脳と関係する．半規管はからだの回転運動を感じとる．

問49 [答] 半規管

問50 [答] 2．緊張性迷路反射は頭を右へ傾けると左の肢は伸展し，右の肢は屈曲する

解説　緊張性迷路反射は頭を右へ傾けると右の肢は伸展し，左の肢は屈曲する．

✳ 感覚器系のまとめ

問1 ①閾値　②「全か無かの法則」　③識別閾　④順応　⑤痛覚　⑥触覚　⑦嗅覚

問2 ①痛覚　②触覚　③温覚　④視床　⑤マイスネル小体　⑥ルフィニー小体　⑦クラウゼ小体　⑧2点弁別閾　⑨指先　⑩大腿

問3 ①深部　②紡錘　③ファーター・パチニ小体

問4 ①酸味　②渋味　③葉状乳頭　④有郭乳頭　⑤糸状乳頭　⑥嗅覚　⑦視覚　⑧顔面　⑨舌咽

問5 ①嗅上皮　②順応　③選択的順応　④嗅

問6 ①鼓膜　②キヌタ骨　③コルチ　④蝸牛

問7 ①20　②500　③頂部　④60　⑤方向

問8 ①中脳　②回転　③クプラ　④前庭　⑤傾き　⑥平衡班（聴班）　⑦平衡砂

問9 ①硝子体　②黄斑　③視

問10 ①収縮　②毛様小帯　③厚く　④動眼　⑤弛緩　⑥薄く　⑦交感

問11 ①厚く　②前方　③凹　④薄く　⑤後方　⑥凸　⑦屈折　⑧円柱　⑨弾性力

問12 ①散大筋　②交感　③括約筋　④副交感

問13 ①錐体　②緑　③色覚異常　④伴性（ばんせい）　⑤X　⑥男　⑦女

問14 ①暗　②杆体　③オプシン　④錐体　⑤明